静脈麻酔/TCIソフトウェア ガイドブック

―― 研修医からエキスパートまで ――

編著 内田 整・中尾正和

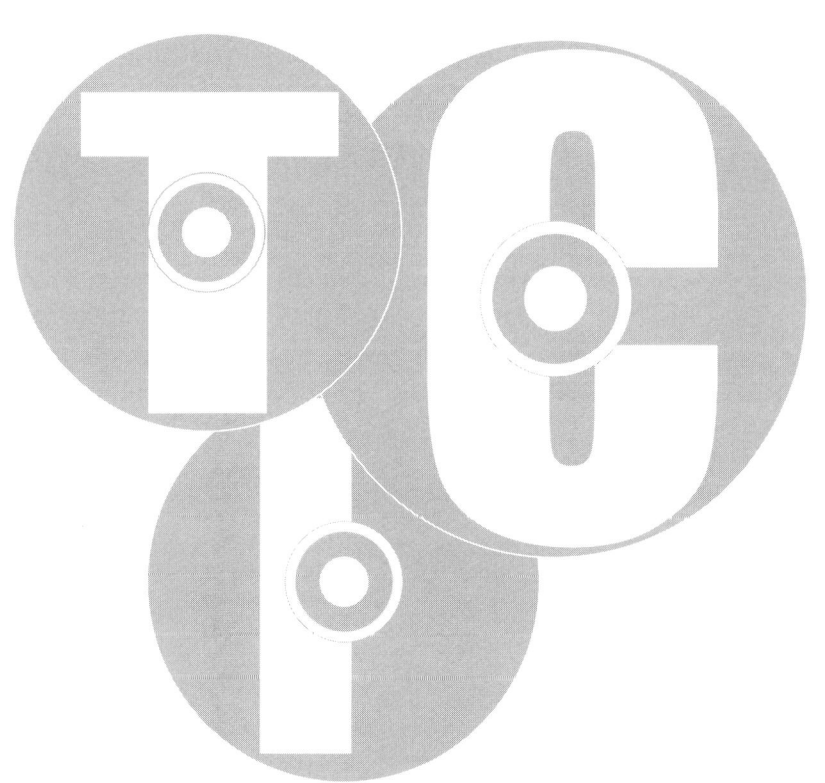

克誠堂出版

編集

内田　整　　国立循環器病センター麻酔科
中尾正和　　JA広島総合病院麻酔科

執筆 (50音順)

内田　整　　国立循環器病センター麻酔科
木山秀哉　　北里研究所病院麻酔科
中尾正和　　JA広島総合病院麻酔科
長田　理　　東京女子医科大学麻酔科学
増井健一　　山梨大学医学部麻酔科
吉谷健司　　国立循環器病センター麻酔科

Diprivan, DiprifusorはAstraZeneca UK Limitedの商標または登録商標です．
Microsoft, MS-DOS, Windowsは米国Microsoft Corporationの登録商標です．その他，本書に記載のMicrosoft製品およびサービス名は米国Microsoft Corporationの商標または登録商標です．
Apple, Macintosh, Mac OSは米国Apple Computer Inc.の登録商標です．その他，本書に記載のApple製品およびサービス名は米国Apple Computer Inc.の商標または登録商標です．
Palm, Graffiti, HotSyncは米国Palm, Inc.の商標または登録商標です．
その他の会社名，製品名は一般に各社の商標または登録商標です．

序　文

　静脈麻酔薬は，吸入麻酔薬とは異なり，現在の技術ではリアルタイムに濃度をモニターすることができません．その代わりに，薬物動態学や薬物力学を応用して血中濃度や効果部位濃度を予測するシミュレーションソフトウェアや，さらには濃度を目標値に維持するようにコンピュータでインフュージョンポンプを制御するTCI (Target Controlled Infusion) システムが開発され，臨床や研究に応用されるようになりました．本書は，このような静脈麻酔シミュレーションやTCIソフトウェアの解説書です．

　本書では，現在インターネットなどから入手できる代表的なソフトウェアを選び，ソフトウェアの作者自ら，あるいはそれぞれのソフトウェアを使いこなしている麻酔科医が使用方法やノウハウなどを解説しています．また，ソフトウェアを使用する上で必要な，薬物動態の基本やインフュージョンポンプとの接続についても解説を加えました．本書はソフトウェアの解説書ですが，決してパソコン愛好者のみを対象とした本ではありません．研修医からベテラン麻酔科医まで使える，静脈麻酔薬の臨床薬理を理解するために役立つ本です．

　本書には，解説しているソフトウェアがすぐに使用できるように，ソフトウェア本体や関連リンクを収載したCD-ROMを付属してあります．是非，身近にあるパソコンでソフトウェアを起動して，静脈麻酔シミュレーションの世界を体験してください．臨床上の疑問が解決されたり，新たな発見があったりするはずです．

　元来，薬物動態学や薬物力学は薬理学者の範疇でした．現在では，これらの学問は効率的な薬物投与を行うための実践的な概念であり，薬物動態シミュレーションは日常の臨床に役立つツールです．また，薬物動態シミュレーションは静脈麻酔薬だけでなく，他の薬物にも応用可能です（本書で解説するソフトウェアには他の薬物のパラメータを読み込んで使用できるものもあります）．本書が，静脈麻酔薬やその他の薬物の効率的な投与方法の理解に役立つことを確信しています．

　最後に，本書では原稿の執筆や筆者間の連絡にインターネット上のファイルサーバやメーリングリストを活用しました．サーバとメーリングリストを提供いただいた京都府立医科大学集中治療部，橋本　悟先生にこの場を借りて感謝いたします．

2003年春

内田　整，中尾正和

Contents

1. 薬物動態シミュレーションとソフトウェア　　中尾正和，内田　整 ………1
2. パソコンとインフュージョンポンプの接続　　内田　整，中尾正和 ……17
3. ソフトウェア解説 ……………………………………………………29
　　　STANPUMP（DOS）　　　　　　　吉谷健司，内田　整 ………30
　　　STELPUMP（DOS）　　　　　　　吉谷健司，内田　整 ………44
　　　Rugloop（Windows）　　　　　　内田　整 ……………………54
　　　BeConSim（Windows）　　　　　増井健一 ……………………66
　　　TIVA Trainer（Windows）　　　　木山秀哉 ……………………80
　　　ConGrase（Macintosh）　　　　　長田　理 ……………………96
　　　PropofolFMon（Macintosh）　　　中尾正和 …………………114
　　　IV_Sim3（Macintosh）　　　　　 中尾正和 …………………124
　　　Palmacokinetics（Palm）　　　　 内田　整 …………………134
　　　Diprifusor（商用TCI）　　　　　　中尾正和 …………………146
4. ソフトウェア使用上の注意点　　　　　　内田　整，中尾正和……153

付　録 ………………………………………………………………157
　　　A. ダウンロードとインストール　　内田　整，中尾正和 ……158
　　　B. 付属CD-ROMの使い方　　　　　内田　整，中尾正和 ……162

参考文献 ……………164
Index ……………166

TCI SOFTWARE GUIDE BOOK

Chapter 1

薬物動態シミュレーションとソフトウェア

薬物動態シミュレーションとソフトウェア

本書で紹介するソフトウェアは，コンパートメントモデルによる薬物動態シミュレーションを行って静脈麻酔薬の血中濃度を予測するもの，さらに，シミュレーションで得られた濃度に基づいてパソコンでインフュージョンポンプの注入速度をコントロールするものである．本章では，これらのソフトウェアの動作の理解を助けるために，薬物動態シミュレーションとTCI（Target Controlled Infusion）について概説する．

1 なぜ薬物動態シミュレーション？

静脈内に投与する薬物には非常に多くの種類があるが，臨床現場では単なる"ワンショット"や"持続静注"で済まされることがほとんどである．抗生物質を例にとると，"1時間かけて点滴静注"と能書に記載されていても，それを無視して急速静注している場合もよくみられる．本来なら，細菌の最小抑制濃度を越える濃度を一定時間維持し，数時間後に繰り返してまた同じように濃度を上げることが必要である．しかし，抗生物質の効果は直接目に見えず，また，毎回血中濃度を測定することも困難なため，効果の判定はずっと後になる．

一方，麻酔薬の効果は短時間で，しかも客観的な徴候として出現する．麻酔薬を適切に投与すれば，患者の覚醒は良好で投与量も最小限度で済む．しかし，麻酔薬が多すぎると低血圧などの副作用が出現しやすく，麻酔からの覚醒も遅くなる．逆に少なすぎれば，手術中に麻酔から"意図せずに"覚醒させてしまう可能性もある．麻酔科医にとって，"効果を調節する"ことは重要な概念といえる．

図1-1はプロポフォールの投与速度を，5mg/kg/hr，8mg/kg/hr，3mg/kg/hrと変化させた場合の血中濃度の変化である．投与速度が直角的に変化しているのに対して，血中濃度の変化はゆるやかである．すなわち，麻酔薬の投与速度と効果のパラメータである血中濃度は直線関係になく，投与速度では"効果を調節する"ことは不可能である．そこで登場するのが薬物動態シミュレーションである．薬物動態シミュレーションを応用することにより，麻酔薬の投与に対する血中濃度の変化を推測することが可能になる．さらに，目的とする効果（血中濃度）を得るためには，どのような投与方法を用いるべきかを検討することもできる．麻酔薬の"効果の調節"において，薬物動態シミュレーションは強力な助っ人になる．

従来，薬物動態学（pharmacokinetics）や薬物力学（pharmacodynamics）は薬理学者の範疇であった．しかし，臨床研究や優れたソフトウェアの登場により，今では薬物動態シミュレーションは臨床現場で役に立つツールとなっている．また，ソフトウェアによるシミュレーションが優れている点は，実際の麻酔管理だけでなく机上でも実行できることである．患者に負担をかけることなく，予習や復習ができるのである．現在は麻酔薬を主体に始まっているが，このような薬物動態シミュレーションは他の薬物へも応用可能であり，今後ますます拡がっていくことが予想される．

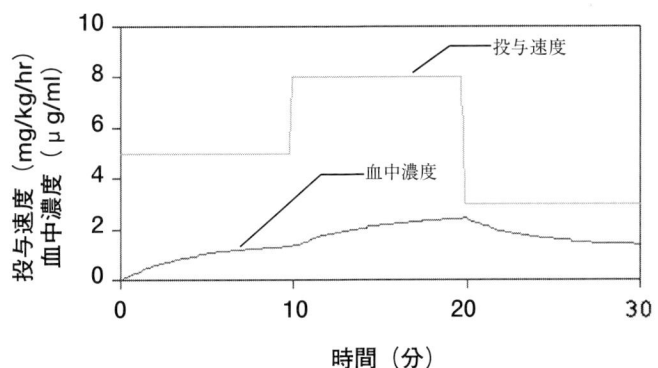

図1-1 プロポフォールの投与速度を10分ごとに，5mg/kg/hr，8mg/kg/hr，3mg/kg/hrと変化させた場合の血中濃度の変化．

2 コンパートメントモデル

2-1 薬物の生体内濃度と効果

薬物動態シミュレーションとは，数学的モデルを使用して薬物の生体内の振る舞いを解析することである．

一般に，薬物を生体内に投与して濃度が上昇すれば効果が出て，濃度が低下すれば効果がなくなる（図1-2）．投与量と効果の関係には個体差があるが，一定の効果を得たければ一定の濃度を維持できればよい．

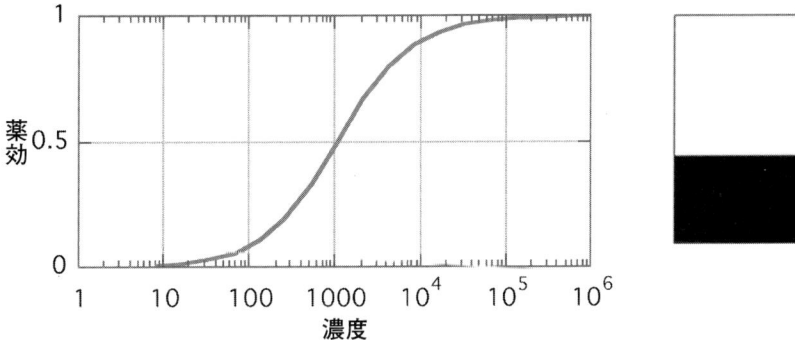

図1-2 薬物力学　　　　　　　　　　　　　　　　図1-3 バケツの中の濃度

簡単なモデルを例にあげると，図1-3のようにバケツに水を入れて，その中に薬物を入れたときの濃度は

濃度＝薬物量÷容積

となる．当然，薬物の量を増やせば濃度は上昇する．また，同じ薬物量であっても，容積が異なれば濃度は容積に反比例する．容積がわかっている場合は，薬物の投与量から血中濃度を計算することができる．すなわち，薬物の効果を推測することが可能になる．

2-2 コンパートメントモデルとは

静脈麻酔薬では，前項のような入れ物1つの単純なモデルでは説明困難であり，やや複雑なモデルを考える必要がある．一般に，薬物をボーラス投与すると，急速に血中濃度が上昇し，その後徐々に濃度が低下する（図1-4）．この血中濃度の曲線はいくつかの相に分けることができ，数学的には複数項の指数関数で表現することができる．

例えば，時間 t における血中濃度 $C(t)$ を3項の指数関数で表現すると次式のようになる．

$$C(t) = Ae^{-\alpha t} + Be^{-\beta t} + Ce^{-\gamma t}$$

この式を数学的に変換したものがコンパートメントモデルである．コンパートメントとは，区画，あるいは入れ物の意味で，コンパートメントモデルでは，薬物がコンパートメント間を移動するものとして解析する．一般に，静脈麻酔薬では生体内に2ないし3コンパートメントが仮想的にあるとすれば濃度変化をほぼ近似できる[※1]（図1-5）．

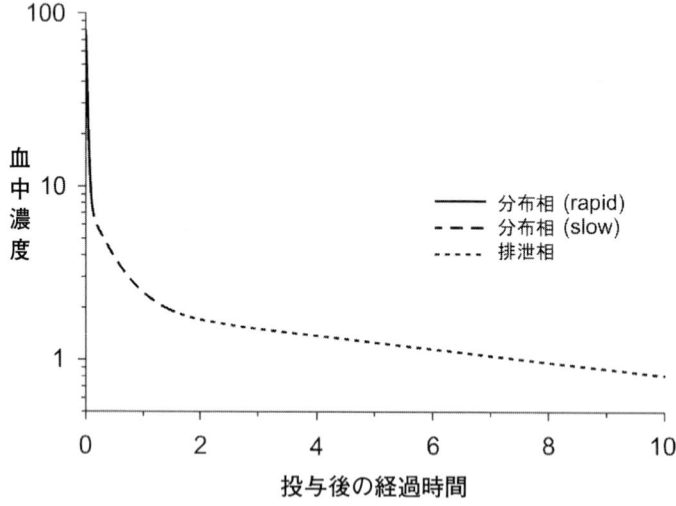

図1-4　薬物を静脈内にボーラス投与した場合の血中濃度の推移．

※1：揮発性麻酔薬では，7つくらいの多数のコンパートメントでようやく近似することが可能である．静脈麻酔薬が2ないし3コンパートメントで近似できるのは，吸収やとりこみ部分が単純なためであろう．詳細は薬物動態学の成書にゆずる．

▶薬物動態シミュレーションとソフトウェア

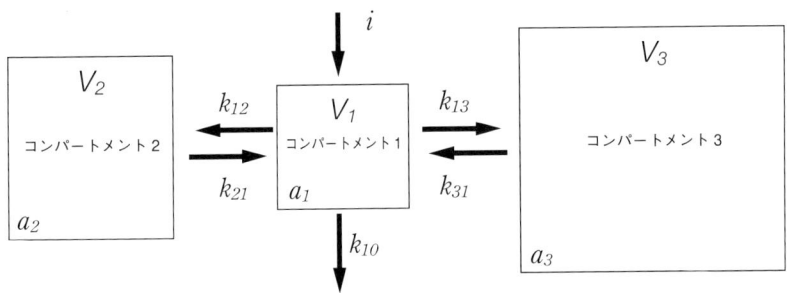

i	薬物の投与速度
V_n	コンパートメント n の容積
a_n	コンパートメント n の薬物量
k_{xy}	コンパートメント x からコンパートメント y への薬物移行速度定数
k_{10}	コンパートメント1からの排泄速度定数

図1-5　3コンパートメントモデル

　コンパートメントモデルは，前述のバケツ（水柱）に対比すると理解しやすい．例えば，3コンパートメントモデルでは図1-6のような水柱で表現できる．コンパートメント1のバケツは，それぞれ細いパイプでコンパートメント2およびコンパートメント3と接続されている．薬物が投与されるバケツはコンパートメント1のみである．また，薬物の排泄もコンパートメント1からのみ行われる．薬物の投与や排泄によりコンパートメント1の薬物量a_1（すなわち，水柱の高さ）が変化すると，3つのバケツ間で水柱の高さが同じになるように，パイプを通して薬物が移動する．

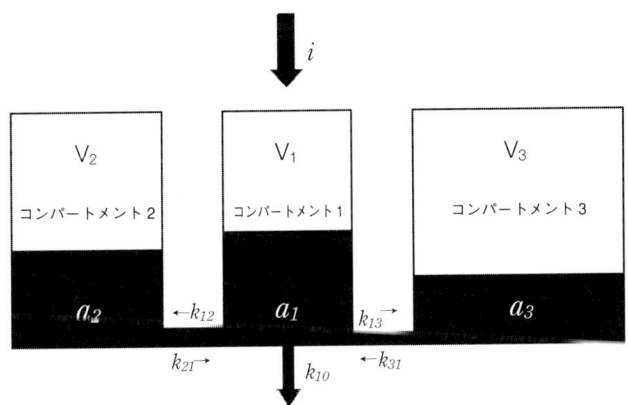

図1-6　バケツ（水柱）で表現した3コンパートメントモデル

このようなコンパートメントは，濃度変化から生体内における薬物の振る舞いを数学的に近似しているだけであり，それぞれのコンパートメントが必ずしも特定の臓器を反映しているのではない．コンパートメント1は即座に均等になる部分（血液およびその近縁を反映）を，コンパートメント2はコンパートメント間の移動が比較的速やかな部分（主に筋肉など血流が豊富な組織を反映），コンパートメント3はコンパートメント間の移動が比較的緩徐な部分（主に脂肪など血流が粗な組織を反映）と考えれば身近に感じる[※2]．もちろん各コンパートメントの容積は生体内の臓器の実際の大きさとは合わない．

各コンパートメントの濃度は該当するコンパートメントの容積と薬物量から計算する．血中濃度はコンパートメント1の濃度に相当し，コンパートメント1の薬物量をコンパートメント1の容積で割って得られる．

2-3　薬物動態モデルの数値モデル化

――数式で頭が痛くなりそうな読者はこの項を飛ばしてもらっても良い――

血中濃度は，微分方程式を使用してコンパートメント間の薬物の移動を数値モデル化して推定する．図1-5の3コンパートメントモデルでは以下のようになる．

1) $\dfrac{da_1(t)}{dt} = k_{21}a_2(t) + k_{31}a_3(t) - (k_{10}+k_{12}+k_{13})\,a_1(t) + i(t)$

2) $\dfrac{da_2(t)}{dt} = k_{12}a_1(t) - k_{21}a_2(t)$

3) $\dfrac{da_3(t)}{dt} = k_{13}a_1(t) - k_{31}a_3(t)$

$a_n(t)$　　　時間 t におけるコンパートメント n の薬物量

$\dfrac{da_n(t)}{dt}$　　　時間 t におけるコンパートメント n の薬物量の変化速度

$i(t)$　　　時間 t におけるコンパートメント1への投与量

数式の解説

コンパートメント間の薬物移動は質量保存の法則に従う．中央のコンパートメント1に投与すると，コンパートメント1の薬物量は投与された量とコンパートメント2，コンパートメント3からコンパートメント1に移行する量だけ増大し，コンパートメント1からコンパートメント2やコンパートメント3へ出ていく量と，コンパートメント1から外部に排泄される量だけ減少する（数式1）．同様に，コンパートメント2に着目すると数式2，ができ，コンパートメント3で数式3，ができる．

この微分方程式を展開して数値解を求める．

微小な『刻み時間』TimeStepの間に各コンパートメントにおいて変化する量 deltaAn をコンピュータ言語のBASIC風で表現すると，数式1），2），3）は，

[※2]：コンパートメント1を中心（または中枢）コンパートメント，コンパートメント2およびコンパートメント3を末梢コンパートメントと呼ぶこともある．

4) deltaA1 = $(K_{21} * a_2 + K_{31} * a_3 - (K_{10} + K_{12} + K_{13}) * a_1)$ * TimeStep + K_{01}
5) deltaA2 = $(K_{12} * a_1 - K_{21} * a_2)$ * TimeStep
6) deltaA3 = $(K_{13} * a_1 - K_{31} * a_3)$ * TimeStep

のように表現できる[※3]．式4) はコンパートメント 1，式5) はコンパートメント 2，式6) はコンパートメント 3 に関連する変化量である．

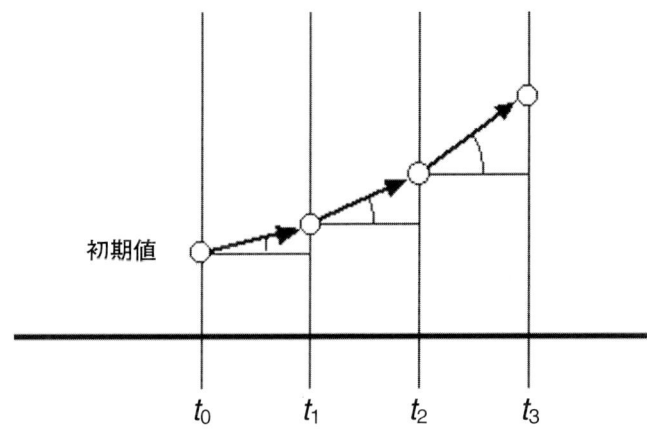

図1-7 微小時間での変化量を計算して次のステップの値を求める

　この微分方程式の解は，薬物濃度の半減期よりずっと短い『刻み時間』（数秒から1分おき）での変化量を求めて，初期値から変化量を加算することを順次くりかえすことで得られる（図1-7）．解法として，単純に傾きを求めるEuler法や誤差を小さくするためにやや複雑な手法をとりいれたRunge-Kutta法などが一般的である．特に前者は浮動小数点の演算が少なくてすみ，コンピュータの性能が低くても計算できる．しかし，刻み時間を短くしないと誤差が大きくなる欠点がある．これに対して，後者は精度が高いが計算量も多い．前者で精度を上げるために刻み時間を短くすると，同じ時間分の計算を行うにはステップが多くなり，総計算時間が長くなる二律背反でもある．実際には，現在流通しているパソコンの性能であればどちらの計算方法でも可能である．詳細は専門書にゆずる．

2-4　効果部位濃度

　薬物の効果は，薬物が血中から効果部位（筋弛緩薬であれば神経筋接合部，鎮静薬であれば多分脳であろう）までに届いて初めて効果が出る．したがって，上記のような血中濃度を知るのみでは十分な麻酔管理はできない．薬物投与後に短時間に血中濃度が一定レベルになっても，効果部位の濃度は徐々に上昇する．薬物の投与を中止した場合では，血中濃度が下がっても効果部位濃度の低下は遅れる（図1-8）．

[※3]：コンピュータ言語では，等号（＝），プラス（＋），マイナス（－）やカッコは通常の数学での表記と同じであるが，かけ算は文字のＸとの区別がつきにくいので（＊）が，割り算では（／）が使用される．

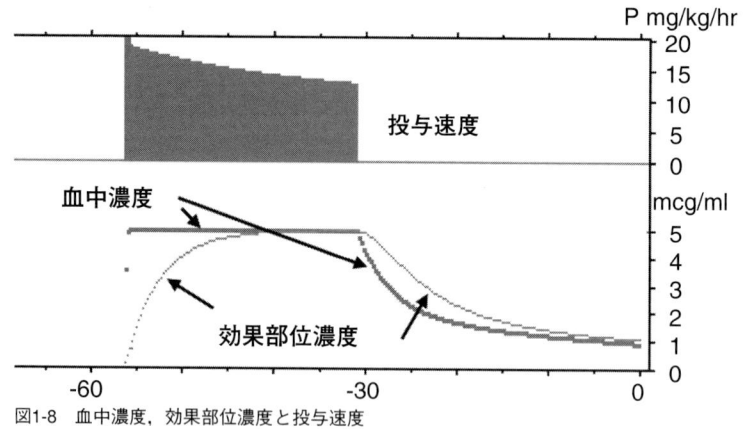
図1-8 血中濃度，効果部位濃度と投与速度

　数値シミュレーションでは，効果部位という4番目のコンパートメントを追加した，4コンパートメントモデル（図1-9）で連立4元微分方程式を解く．通常，効果部位コンパートメントは，物理的な大きさは微小で薬物の移動があっても他のコンパートメントへの影響はほとんどないという仮想的な『微小コンパートメント』と定義され，実際の効果（薬物力学）を反映したものとなる．

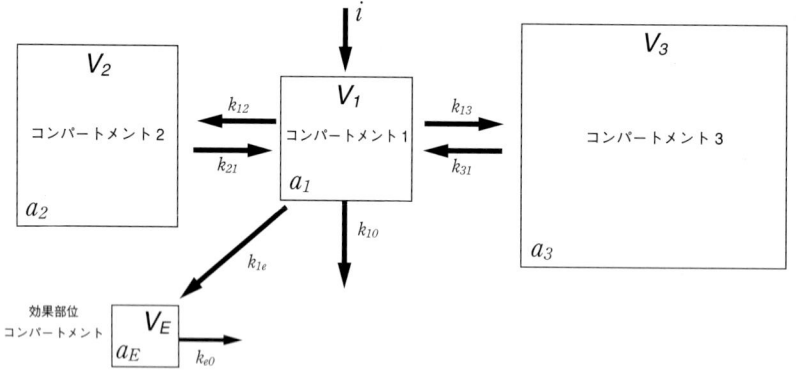
図1-9 図1-5に効果部位を加えた4コンパートメントモデル

3 TCI（Target Controlled Infusion）
3-1 TCIとは
　前項のように濃度を計算で得られるのであれば，自分の得たい濃度になるように薬物の投与をコントロールしようとするのは自然の流れである．TCIとはTarget Controlled Infusion の略で，薬物動態をもとに現在の濃度を計算し，設定した目標濃度になるようにポンプの投与速度を自動的にコントロールする静脈麻酔薬投与システムのことである．過去にはComputer-controlled infusion pump（CCIP），Computer assisted infusion pump（CAIP），Computer-assisted continuous infusion（CACI）など，いろいろな呼び方がされていたが，現在ではTCIという呼び方が一般的である．コンピュータという言葉にアレルギーのある麻酔科医にも利用してもらいやすくするためと考えられる．初期のTCIはSchüttlerらによる筋弛緩薬投与，Kennyのプロポフォールなど，臨床研究用であったが，パソコンの普及とともにソフトウェアによるTCIや，信頼性を高めたプロポフォール専用の商用版TCI

(Diprifusor[※4]) も開発された．現在では一般の麻酔科医が日常の臨床で利用できる道具である．

3-2 TCIの基本原理

TCIの基本原理は簡単なopen loop controlである（図1-10）．TCIでは，一定間隔の『刻み時間』で以下のステップを反復する．

1. コンパートメントモデルを使用して投与履歴から現在の濃度を計算する（a）
2. 目標濃度を得るために必要な投与量は[※5]
   必要投与量 ＝（目標濃度－現在の濃度）× 容積
3. この必要投与量を『刻み時間』で投与するために必要な投与速度を計算する．なお，投与速度はポンプの物理的最大投与速度の上限（例えば1200mL/hr）に制限する．
4. ポンプに速度設定指示を送る（b）
5. 実際に投与された量を確認する（c）
6. 1のステップに戻る

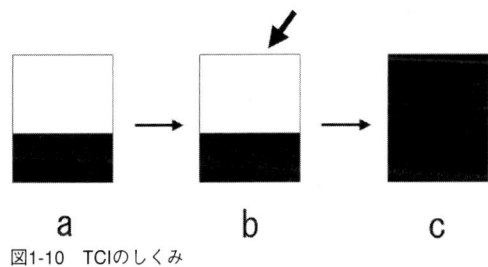

図1-10 TCIのしくみ

3-3 TCIの動作

a. TCI開始時の動作

TCI開始時では，各コンパートメント内には薬物が存在しない．TCIシステムはコンパートメント1を目標濃度で満たすために必要な薬物の量を計算して，インフュージョンポンプの最大速度で薬物を注入する．水柱モデルでその様子を表現すると図1-11のようになる．

血中濃度が目標値に到達すると，コンパートメント1から他のコンパートメントへの薬物の分布や体外への排泄が始まる（実際は投与開始時から始まっている）．そこで，TCIシステムは分布および排泄の量を計算して，その量を補うだけの薬物をポンプで投与して目標濃度を維持する．

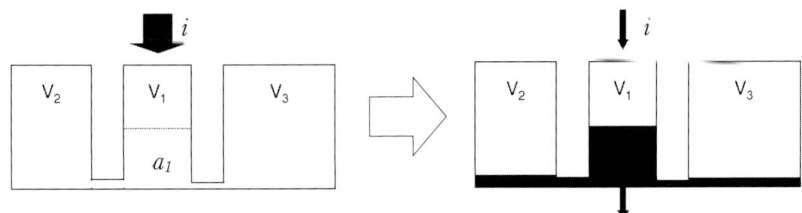

図1-11 薬物投与開始時のTCIの動作．左は開始前（破線は目標濃度），右は目標濃度に到達した段階．

※4：Diprifusorについては別項に詳細な記述がある．
※5：厳密には次の計算時間までにコンパートメント1からの出入り分を考慮している．

b. 目標濃度を上げる場合

TCIで目標濃度を上げる様子を水柱モデルで表現すると図1-12のようになる．この場合は，目標濃度と現在の予測濃度の差を計算し，それにコンパートメント1の容積V_1をかけた量をポンプの最大速度で注入する．コンパートメント1の濃度が目標値に達すると，ポンプの速度を落として再び維持状態に移行する．

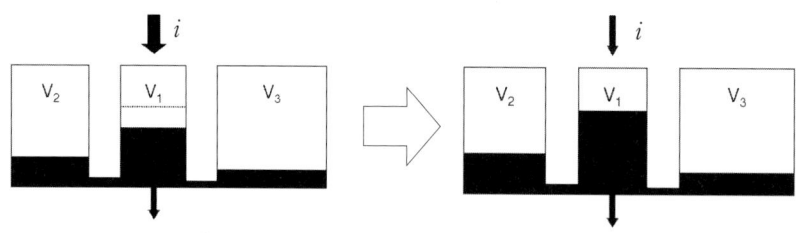

図1-12　目標濃度を上げる場合のTCIの動作

c. 目標濃度を下げる場合

目標濃度を下げる場合，TCIシステムはインフュージョンポンプの動作を停止させる．その後，コンパートメント1の濃度は他のコンパートメントへの分布や排泄により低下する（コンパートメント1の濃度が他のコンパートメント濃度よりも低い場合は他のコンパートメントからの流入もある）．コンパートメント1の濃度が目標濃度に到達すれば，維持状態で再びポンプの動作を開始する（図1-13）．

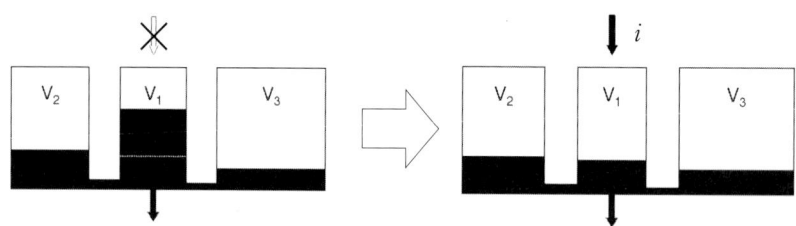

図1-13　目標濃度を下げる場合のTCIの動作

濃度計算に使用する投与量は，インフュージョンポンプによる注射器のプランジャ（内筒）の送り状況から実際の投与量を得る．注射器の更新などで休止している間やポンプに利用されるモータの送り込み特性（速度を指定してもその速度に到達するまでに数秒かかるので）を補正するためである．

TCIシステムでは安全対策として，ポンプを外部からコントロールしている際には，一定時間（機種によって異なるがGraseby 3500の場合は3秒）コマンドが来ないと，ポンプは外部コントロールモードから外れるようになっている．そのため，ポンプとパソコンは常時情報交換を行っている必要がある．本書で紹介するソフトウェアでも，ポンプとパソコンを接続する通信ケーブルに結線の外れや断線が起こった場合に，TCIシステムがハングアップしないように対処した安全機構を組込んでいるものもある．

TCIのコントロール方法はエアコンの自動調節となんら変わりがない．強いて言えば，エアコンではコントロールパラメータである温度が実測値であるのに対して，TCIでは投与履歴からの計算による推定値である点が異なる．

3-4 TCIの利点

TCIでは，単純に投与速度を変更する通常の調節法と比べて，速やかで安定した濃度が得やすいため麻酔が安定する．図1-14のように，単に投与速度を変更しただけでは，濃度は徐々にしか変化しない．これに対して，TCIでは濃度を速やかに目標レベルに調節できるところが長所である．上段ではNormalモード（ボーラス投与と持続投与）で1mg/kgのボーラス投与のあと10mg/kg/hrで開始し，図中の数値のように投与速度を変更したときの投与速度と濃度変化を示す．下段はTCIモードで目標濃度を図中の数値のように変更した際の変化である．

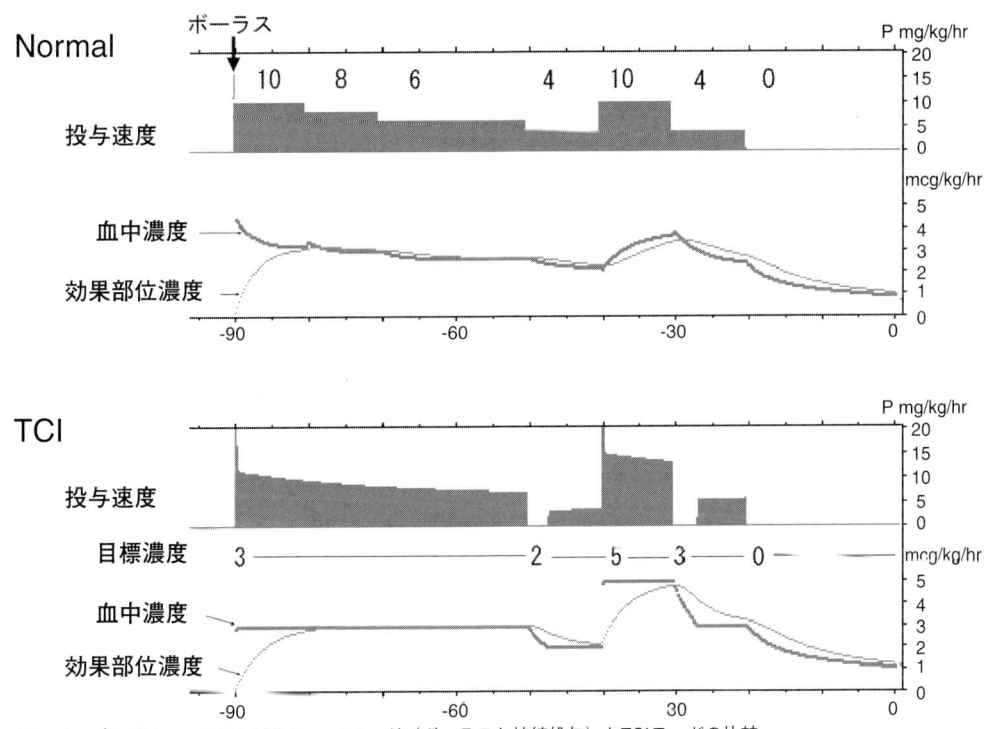

図1-14　プロポフォールにおけるNormalモード（ボーラスと持続投与）とTCIモードの比較

3-5 効果部位TCI

TCIの基本は商用版TCIであるDiprifusorを含めて，血中濃度が目標濃度になるように維持を行うコントロールである．しかし，血中濃度と薬物の効果には時間的なずれが生じる．これに対して，効果部位濃度を目標濃度としてTCIを行えば，薬理効果をより適切にコントロールできることになる．

a. 効果部位TCIの動作

効果部位TCIとは，効果部位濃度ができるだけ速やかに目標濃度になるようにするアルゴリズムである．これを実現するためには，血中濃度と効果部位濃度の関係を理解することから始める必要がある．図1-15はフェンタニルをボーラス投与した際の血中濃度と効果部位濃度をプロットしたものである．ボーラス投与後，血中濃度が漸減するのに対して，効果部位濃度は徐々に上昇してt_{peak}で最大値に到達し，この時点で血中濃度と同じ濃度になる．t_{peak}は効果部位コンパートメントの排泄速度定数k_{e0}により決定される時間で，ボーラス投与量に関係なく一定である．

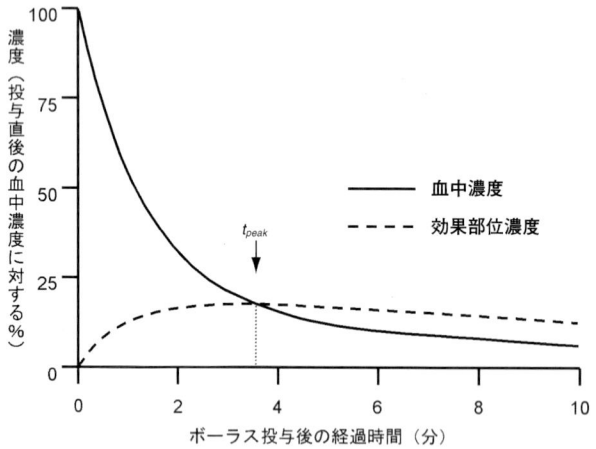

図1-15 フェンタニルをボーラス投与した場合の血中濃度および効果部位濃度の変化．効果部位濃度はt_{peak}で最大値となる．また，血中濃度と効果部位濃度はt_{peak}で一致する．

効果部位TCIにおいて，オーバーシュートを起こさずに最短時間で効果部位濃度を目標濃度に到達させるためには，t_{peak}の時点の効果部位濃度が目標濃度になるようにボーラス量を決定すればよいことになる．TCIの開始時には，この量をインフュージョンポンプの最大速度で投与する．効果部位濃度は短時間で上昇し，t_{peak}後に目標値に到達する．効果部位濃度が目標値に到達した段階では，血中濃度と効果部位濃度は等しい．したがって，目標値に到達した後の投与量は，血中濃度TCIに準じて血中濃度（すなわち効果部位濃度）を維持する量をポンプで投与する．

目標濃度の上昇に対するTCIシステムの動作も，TCI開始時と同様である．この場合は，それまでに行われた投与記録に基づいて濃度の予測を行い，それを加味して投与量を決定する．目標到達までの時間はt_{peak}よりも短くなる．目標濃度を低下させる場合の動作も血中濃度TCIに準じる．効果部位濃度が目標値になるまでインフュージョンポンプの動作を停止する．目標に到達した後は，目標濃度の維持に必要な量をポンプで注入する．なお，アルゴリズムの詳細については参考文献を参照されたい．

図1-16は血中濃度TCIと効果部位TCIの比較である．理論的に，効果部位TCIでは目標とする効果が速やかに得られる長所がある．効果部位濃度を短い時間で目標値に到達させるため，血中濃度を目標効果部位濃度よりも一時的に高くするような投与方法を行う．

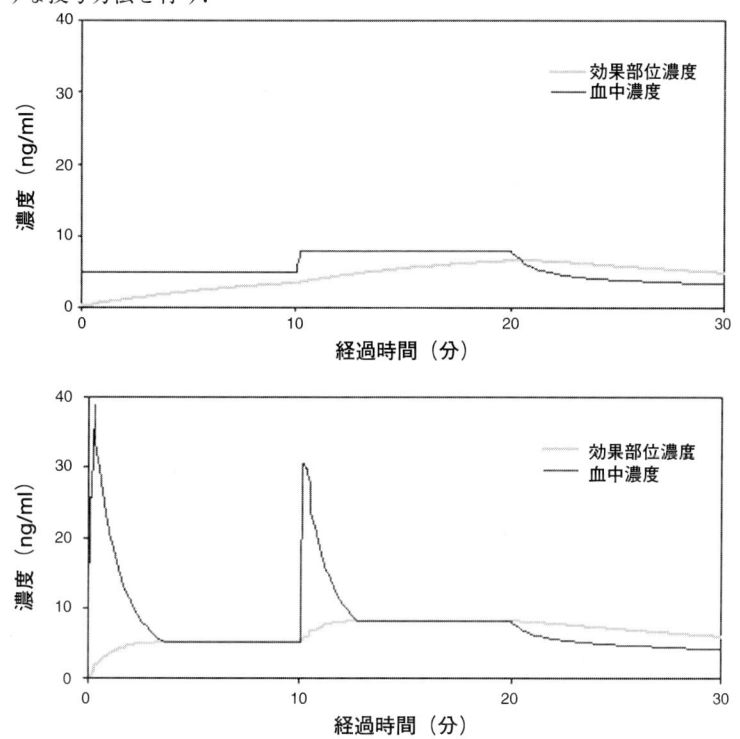

図1-16　フェンタニルのTCIで目標濃度を5ng/ml→8ng/ml→3ng/mlと変化させた場合の血中濃度と効果部位濃度．上は血中濃度TCI，下は効果部位TCI．

b. 効果部位TCIの留意事項

　効果部位TCIでは，投与開始時に血中濃度が一時的に高くなるため，薬物によっては副作用が大きくなりやすい欠点がある．このような場合，血中濃度ないし［副作用をおこす部位の濃度］に上限を設けて安全性を高めるなどのアルゴリズムを取り入れると軽減できる．また，商用化ポンプの可能性は，目標とする効果部位濃度は血中濃度と違って実測できないため，公的な認証をうけるまでの道はまだ遠いと思われる．血中濃度TCIしかできない環境では，図1-16下段のように意図的に目標血中濃度を高めに設定して効果部位濃度の上昇を確認しながら，目標血中濃度をこまめに調節するテクニックを活用するとよい．

3-6 TCIの注意点

a. 静脈麻酔薬を投与する際の一般的注意点

薬物は生体内に投与され，作用部位に届いて初めて効果が出る．点滴ルートが外れたり，点滴がボトル内に逆流したりして，麻酔薬が予定どおりに投与されない状況では麻酔効果は得られない．TCIでは逆流防止弁が便利で，特に血圧カフと同側に点滴ルートがある際には必須である．

b. TCIに特有の注意点

TCIでは患者に投与された量をもとに濃度を計算してポンプをコントロールしている．注射器の更新などでポンプが停止しても，TCIシステムはその間に低下した濃度を補正するように自動的にバックアップを行う．しかし，ポンプと患者の接続が外れていれば実際の注入は停止する．また，注射器を更新するときに注射器とポンプの駆動部に機械的なすき間があると，ポンプは動作していてもすき間をうめているだけとなり，実際の注入が止まる．このような事態が発生すると，実際に患者に投与される量はポンプが認識している投与量より少なくなり，血中濃度は設定値より低めになる．

麻酔薬を投与する輸液回路については，麻酔薬注入部より上流側の点滴が休止していて，点滴回路内に薬剤が停滞していてもポンプにはわからない．逆に，用手的に麻酔薬を送り込んだ場合，実際の投与量はポンプの認識している量よりも多くなる．このような場合は計算される予測濃度が不正確になりTCIは意味を持たなくなる．

また，TCIの予測血中濃度は，薬物が患者の体内に瞬間に分布するという前提の計算値である．点滴回路の死腔や循環時間は一般に考慮されていない．

c. 薬物動態パラメータは代表値である

薬物動態パラメータは個々の患者の値ではなく，統計学的な推計値である．すなわち，"この程度の値である"というレベルである．それでもTCIが有用であるのは，従来の持続投与法と比較すると，より確実に速やかに無駄なく濃度コントロールができるからである（図1-14）．

TCIは単に血中濃度を一定に保つためのシステムである．麻酔の効果を判定するのはあくまで麻酔科医であり，麻酔薬が不足していると判断したら目標設定濃度を上げ，過量だと判断したら設定濃度を下げる必要がある．TCIは麻酔管理を容易にする道具なのである．

TCIでは，代表値の薬物動態パラメータを使用してポンプによる投与を行っている．より細かな調節をする際には，投与の状況に従って，薬物動態がどのように変わりうるかを理解しておくことが役に立つ．薬物動態は投与の初期には分布容量の大きさ，心拍出量などによる中枢コンパートメントと末梢コンパートメント間の平衡時間による因子に左右される．定常状態になってくると，さらに代謝，排泄のクリアランスの大小によって影響を受けることが予想される．

d. 続けてTCIシステムを使用する際の注意点

1人の患者管理が終わった後で，別の患者でTCIを行う場合はTCIシステムをリセットしなければならない．そのまま継続してTCIを再開すると，TCIポンプないしTCIソフトウェアは患者に薬物が既に投与されていると誤認識にするため，実際に得られる濃度は低めになってしまう（図1-17）．

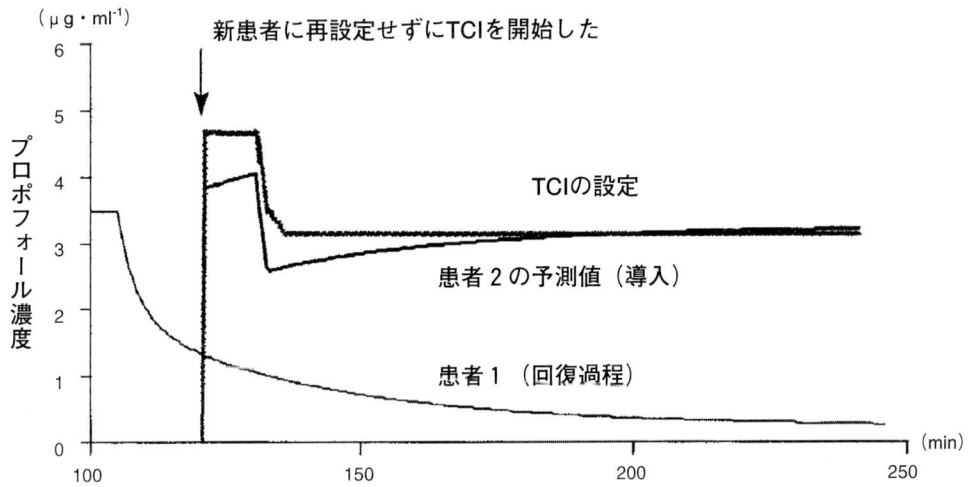

図1-17 前の患者の継続麻酔として次の新患者にTCIで再開すると実際の濃度は低くなる．

一方，麻酔終了後に同一の患者に再度麻酔導入が必要な場合は，新規患者としてTCIモードで開始してはいけない．新規患者としてTCIを始めると，患者には麻酔薬が残存しているにも関わらずTCIシステムはゼロと認識するため，実際の濃度は高くなってしまう（図1-18）．少なくとも患者が退室するまではポンプをそのまま動かしておくことが肝要である．また同じ理由により，ICUで鎮静（たとえばプロポフォール）を受けた患者に対して，同一の麻酔薬で引き続いてTCIで麻酔管理することも勧められない．

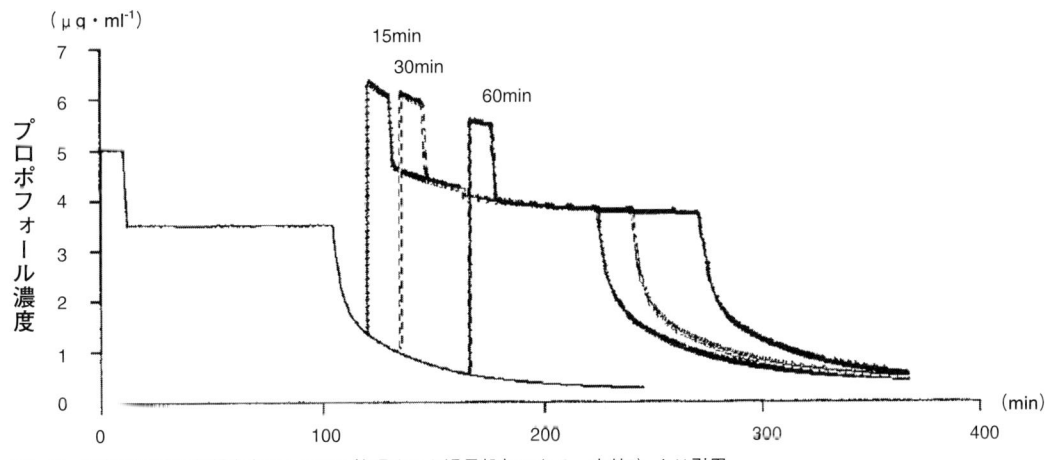

図1-18 投与終了後に新規患者としてTCI管理すると過量投与になる．文献7）より引用．

e．TCI管理中にTCIポンプが不調になった場合の危機管理

　商用TCIシステムであるDiprifusorには各種安全装置が組み込まれており，使用中のトラブルの報告は少ないと予想される．しかし，パソコンによるTCIシステムでは，結線の外れ，断線，ソフトウェアのハングアップが起こりうる．もちろん，Diprifusorポンプも内部の安全装置により停止することがある．

　そのような場合は新たなポンプで麻酔管理を継続する必要があり，前項と同じ注意が必要である．麻酔維持期であって，中断時間が短ければ停止直前の投与速度で再開すればよい．また，日頃からTCIの目標濃度と麻酔薬の投与速度を確認する習慣が勧められる．プロポフォールの場合，もし投与速度が不明でも設定していた目標濃度がAμg/mLであれば，通常の持続投与で（A×2）mg/kg/hrで再開すればほぼ同じ濃度を維持できる．

3-7　TCIと静脈麻酔薬投与の将来

　TCIは薬物の生体内濃度が設定した値になるようにするopen loop controlである．濃度の実測値を入手できれば，それをもとにフィードバックをかけてコントロールすることも可能であるが，まだ血中濃度をリアルタイムに実測することができない．効果部位濃度に関しても同様である．効果を確実に評価するモニターがあれば，理論的にはそれをもとにclosed loop controlが可能になる．BISモニターなどを使用してclosed loop controlが研究されているが実用段階には至っていない．確実に効果を評価するモニターはないのが現状である．

TCI SOFTWARE GUIDE BOOK

Chapter 2
パソコンとインフュージョンポンプの接続

パソコンとインフュージョンポンプの接続

　本書で紹介する静脈麻酔やTCIソフトウェアの多くは，パソコンとインフュージョンポンプを接続する機能を備えている．パソコンによるTCIでは，ポンプの制御を行うための通信機能は必須である．また，通信機能を使用してポンプの動作状態をモニターすることにより，麻酔薬の使用量，血中濃度や効果部位濃度の予測値の計算をオンラインで行うことが可能になる．

　現時点では，インフュージョンポンプの通信インターフェイスとして，RS-232Cが一般的である．パソコンとポンプ間で確実な通信を行うためには，それぞれのポンプのRS-232C仕様に合ったハードウェアとソフトウェアが必要になる．本章では，まず，RS-232Cインターフェイスの基本を解説する．次に，主なインフュージョンポンプについて，機種ごとのRS-232Cインターフェイス仕様と具体的な接続方法を説明する．

1　RS-232Cとは

　RS-232Cは，EIA（Electronic Industries Alliance，米国電子工業会）が制定した，コンピュータと周辺機器を接続するためのシリアルインターフェイス[※1]の規格である．単に，シリアルインターフェイスと呼ばれることもある．パソコンでは通信ポート，COM（communication）ポート，またはシリアルポートという呼称を使用することもある．パソコンの場合，RS-232Cの通信速度は最大115.2kビット／秒，通信距離は最大15mである．

　RS-232Cは，データ端末装置（data terminal equipment, DTE）と回線終端装置（data circuit terminating equipment, DCE）を使用し，電話回線を経由して通信を行うことを前提に制定されている．シリアルインターフェイスによる通信では，送信，受信および接地用の3本の信号線が最低限必要である．RS-232Cでは，それ以外に通信を制御するための信号線が追加されている．規格上，DTEはパソコン，DCEはモデムに相当し，これら2種類の装置は互いに信号線の方向が逆になっている．

　RS-232Cの規定では，端末（DTE）のコネクタはD-sub25ピン（DB25）のメスと定められている．しかし，この規格が適応されるのはDTEとDCEの接合点（すなわち，モデム側）であるため，端末側には標準のDB25以外のコネクタが使用されることもある．特にパソコンの場合，IBM社が初期の製品（PC/AT）でD-sub9ピン（DB9）のオスを採用したことから[※2]，最近ではほとんどのWindowsパソコンのRS-232CコネクタはDB9オスになっている（図2-1）．表2-1にDB9，DB25，およびDIN8ピン[※3]の3種類のコネクタについて，RS-232Cの主な信号線とそのピン番号を示す．

[※1]：シリアルインターフェイスとは，デジタルデータを1ビットずつ連続的に送受信するためのポートである．RS-232C以外に，USB，IEEE1394（FireWire）もシリアルインターフェイスに属する．
[※2]：IBM互換パソコンでは，D-sub25ピンのメスはプリンタインターフェイスに使用されている．
[※3]：旧タイプのMacintoshの通信ポートで使用されレガシーポートと総称されている．なお，インターフェイスの仕様はRS-232C上位互換のRS-422Aである．

▶パソコンとインフュージョンポンプの接続

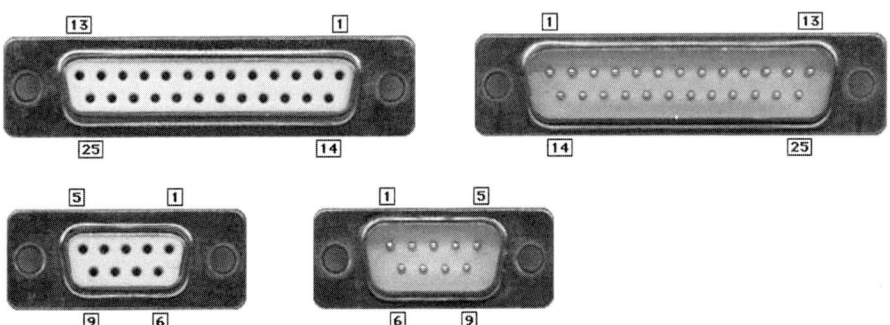

図2-1 RS-232Cインターフェイスで使用されているD-sub25ピンとD-sub9ピンコネクタ．それぞれ，左がメス，右がオス．コネクタ上下の数字はピン番号．

表2-1 RS-232Cの主な信号線とピン番号					
ピン番号					
DB9	DB25	DIN8	略号*	信号の方向#	信号の名称および機能
1	8	7	DCD	←	Data Carrier Detect 受信キャリア検出（モデムを接続する場合）
2	3	5	RxD	←	Receive Data 受信データ
3	2	3	TxD	→	Transmit Data 送信データ
4	20	1	DTR	→	Data Terminal Ready DTEが稼働状態であることをDCEに通知
5	7	4	GND	—	Ground 信号用の接地線
6	6	2	DSR	←	Data Set Ready DCEが稼働状態であることを示す
7	4	—	RTS	→	Request to Send DTEが送信可能状態であることをDCEに通知
8	5	—	CTS	←	Clear to Send DCEが送信可能状態であることを示す
9	22	—	RI	←	Ring Indicator 着呼表示．電話がかかってきたことを検出

*ここで示す略号は，JISやEIAの規定ではなく，書物などで慣用的に使用されているものである．
#パソコン側から見た信号の方向．右向き矢印は送信，左向き矢印は受信を示す．

2 RS-232Cによる接続の基本
2-1 接続ケーブル

　RS-232Cの通信では，送信データを相手の受信データに，受信データを相手の送信データに接続する．制御線は，RTSとCTS，DTRとDSRがそれぞれクロスするように接続するのが基本である（表2-1参照）．RS-232Cケーブルには大別して2種類あり，DTEとDCEを接続する場合はストレートケーブル（ノーマルケーブル）を，また，DTE同志を接続する場合はクロスケーブル（リバースケーブル）を使用する（図2-2, 2-3）．なお，クロスケーブルには，周辺機器接続用のクロスケーブルとパソコンの相互接続用のインターリンクケーブルの2種類がある．

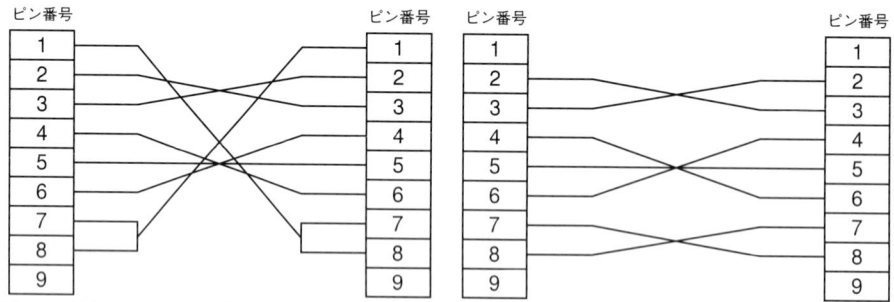

図2-2　市販のストレートケーブルの結線図

図2-3　市販のクロスケーブルの結線図．左は通常のクロスケーブル，右はインターリンク（パソコンの相互接続）用クロスケーブル．通常は左のタイプを使用する．

　インフュージョンポンプの場合，RS-232C仕様は機種ごとに異なり，DTE仕様もあればDCE仕様の機種も存在する．また，使用されているコネクタは様々であり，制御用の信号線の使用方法も統一されていない．パソコンとインフュージョンポンプの接続にあたっては，それぞれのポンプのRS-232C仕様に合わせてストレートケーブル，または，クロスケーブルを選択するが，専用のケーブルを自作しなければならない場合もある．

2-2　通信パラメータ

　シリアルインターフェイスで通信を行うには，データ伝送のタイミングを合わせるために，いわゆる通信パラメータを設定する．RS-232Cの通信パラメータには，通信速度，キャラクタ長，パリティ，ストップビット長がある．通常，パソコンとインフュージョンポンプの通信では，使用するソフトウェアが自動的にパソコン側のパ

ラメータ設定を行うので，ユーザが改めて設定する必要はない．RS-232Cの設定を変更できるポンプでは，ポンプの通信パラメータとソフトウェアのパラメータ設定が一致していることを確認しておく．

3 RS-232Cが装備されていないパソコンとポンプの通信

シリアルインターフェイスがRS-232Cからより高速なUSBやIEEE1394に移行してきたため，RS-232Cを装備しないパソコンも多くなってきた．RS-232Cインターフェイスが装備されていないパソコンでは，他のインターフェイスからRS-232Cに変換するアダプタが必要になる．

3-1 Macintoshのレガシーポート

iMac以前の古典的なMacintoshでは，シリアルインターフェイスとしてRS-232Cの上位互換であるRS-422A[※4]が装備され，コネクタにはmini-DIN8が使用されていた（図2-4）．RS-422Aの入出力は±5Vであり，配線を変更することにより，ほとんどのRS-232Cインターフェイスを持つ機器と通信が可能である．**表2-1**に示したピン割当の等価表がケーブル製作時に役立つ．

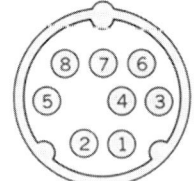
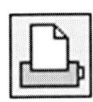

図2-4　Macintoshのレガシーポート（mini-DIN8）．

本来，RS-232Cの入力は±3V以上の電圧で認識されるが，医療機器では例外もある．Graseby 3500では入力端子に雑音対策としてフィルタが挿入されているため，入力信号を認識するには±6V以上が必要になる．このような場合は適切な電圧変換アダプタ（図2-5）を追加することにより，問題を解決できる．参考文献14）に回路図も含めて紹介しているので，参照されたい．

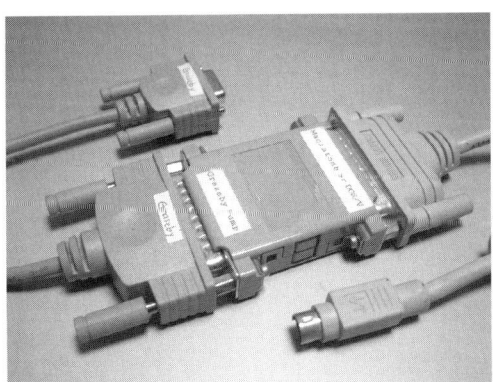

図2-5　Graseby 3500用ブースタアンプ

※4：RS-422Aもシリアルインターフェイスの規格である．RS-422Aは平衡型の信号線を利用しており，不平衡型信号線を利用しているRS-232Cと比較すると，高速かつ長距離のデータ伝送に適している．

3-2 USBポート

最近のパソコンでは，RS-232Cに代わってUSBポートが標準で装備されている（図2-6）．USBポートを使用してインフュージョンポンプと通信を行うには，USB-シリアル変換アダプタ（図2-7）を使用する．このタイプのアダプタは多くの種類が廉価で市販されている．しかし，アダプタの仕様が統一されていないため，使用するインフュージョンポンプやソフトウェアとの相性が問題になることがある．

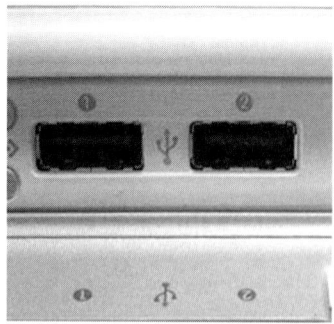

図2-6　USBポートの例

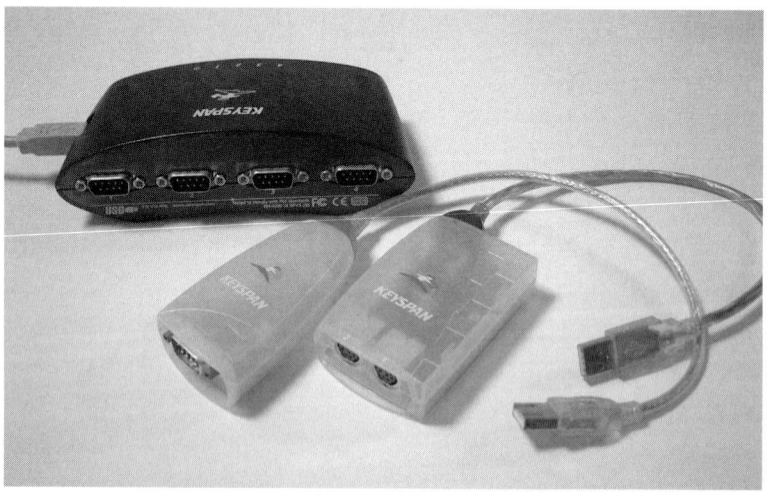

図2-7　USB-シリアル変換アダプタの例（左奥からKeyspan社のUSA-49W, USA-19A, USA-28X）

▶パソコンとインフュージョンポンプの接続

　一般に，インフュージョンポンプのRS-232Cインターフェイスが制御線によるハンドシェイク[※5]を行わず，送信データと受信データのみで通信する場合は，ほとんどの変換アダプタで対応できると考えてよい．それ以外のポンプでは，アダプタごとに個別に動作確認を行う必要がある．また，ソフトウェアの設定で制御線を使用しないようにできる（例えば，RTS/CTSを無視する）場合は，それを試みる価値がある．

　USBは新しいインターフェイスであるため，STANPUMPなど，MS-DOS用のソフトウェアには対応していない．また，Windows95では動作が不安定になることもあるので，Windows98以降のパソコンを使用することが推奨される．Macintoshでは，OS9.0以降で標準サポートされている．

　Windowsパソコンで問題となるのは通信ポートの番号である．パソコンにUSB-シリアル変換アダプタをインストールすると，3番目以降の通信ポート（COM3，COM4など）が増設されたようになる．この場合，ポンプの接続ポートが変換アダプタの通信ポートの番号になるように，ソフトウェア側で設定を変更する必要がある．ソフトウェアがCOM1とCOM2以外に対応していない場合は，変換アダプタに付属のユーティリティなどを使用して，増設されたRS-232CポートがCOM1またはCOM2になるように入れ替えることが必要になる．

　Macintoshの場合，USBはドライバさえあれば問題なく利用できる．シリアルポートは番号ではなく名称で管理されるため，USBハブ経由でもシリアルポートを増設するのは容易である．機種としては，Mac OS Xのドライバがあるkeyspan社（http://www.keyspan.com/）の製品がお勧めである．Keyspan社の製品はWindows系やLinuxのドライバもあるので，Macintosh以外でも使用できる．新規にケーブルから準備するのであれば，必要なポート数に応じて，RS-232Cポート数が1ポート用のUSA-19A，または4ポートのUSA-49Wのどちらかを選択するとよい．ケーブルはWindows用と同じものが利用できる．レガシーポートタイプのmini-DIN 8 ケーブルをすでに所有している場合は2ポート用のUSA-28Xがよい．

※5：デジタル通信において，機器の動作状態を相互に通知することにより，データの送信速度を調節して確実にデータが伝送されるようにする手段．RS-232Cでは，RTSやDTRを使用してデータ受信が可能であるかどうかを相手に伝える．送信時には，CTSやDSRの状態を調査して，相手が受信可能であればデータを送信する．なお，ハンドシェイクはフロー制御とも呼ばれ，特に，制御用の信号で通信をコントロールすることをハードウェアフロー制御という．

3-3 RS-232Cインターフェイスカード

　WindowsノートパソコンではPCカードスロットが標準装備されている．PCカードタイプのRS-232Cインターフェイスカードを増設することにより，RS-232Cが装備されていないパソコンでもインフュージョンポンプと通信を行うことが可能になる．

　RS-232Cインターフェイスカードに使用されている通信用の集積回路は，従来のパソコンのRS-232Cインターフェイスの部品と機能的に同等である．したがって，インフュージョンポンプとの相性問題は発生しない．参考として，入手可能なRS-232Cカードの一覧を表2-2に示す．なお，USB-シリアル変換アダプタと同様，増設されるポート番号はCOM3以降に設定されるので，必要に応じて，ユーティリティなどでポート番号の設定を変更する．

表2-2　PCカードスロット用RS-232Cインターフェイスカード

品番	メーカ（発売元）	価格	URL
COM-1（PM）	コンテック	¥26,800	http://www.contec.co.jp/
REX-5056V	ラトックシステム	¥19,800	http://www.rexpccard.co.jp/
AXP-SI01	アドテックシステムサイエンス	¥19,800	http://www.adtek.co.jp/
VS-50C	サン電子	¥13,800	http://www.sun-denshi.co.jp/
SSP-100	Quatech（IBS Japan）	¥19,000	http://www.ibsjapan.com/

4　パソコンとインフュージョンポンプ接続の一般的な注意

　パソコンとインフュージョンポンプを接続する場合は，ポンプが誤動作を起こさないよう，最大限の注意を払わなくてはならない．表2-3に接続に関する注意事項を示す．また，実際に臨床使用する前に，空の注射器を装着したポンプを準備して，前もって動作確認を行っておくことも重要である．

表2-3　RS-232Cでインフュージョンポンプを接続する際の注意事項

- シールド付きのRS-232Cケーブルを使用する
- ケーブルの長さは必要最小限にする
- ケーブルの両端にノイズフィルタを挿入する（図2-8）
- 電気メスなど，高周波雑音源になる機器からできるだけ離す
- 漏れ電流の問題を軽減するため，パソコンをバッテリ駆動するか，または，アイソレーショントランス（図2-9）を介した商用電源を使用することが望ましい
- パソコン上で同時に起動するプログラムはできるだけ少なくする

▶パソコンとインフュージョンポンプの接続

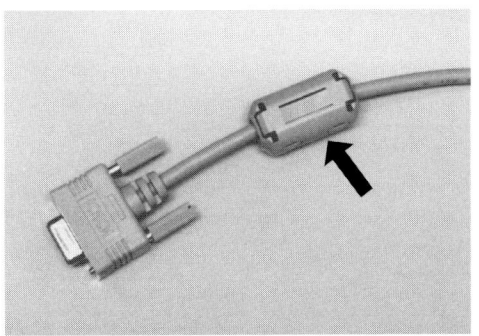

図2-8 ノイズフィルタの例（矢印）．ノイズフィルタはパソコンショップなどで入手できる．

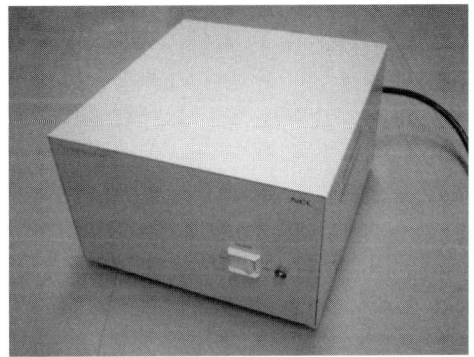

図2-9 アイソレーショントランスの例

5 各インフュージョンポンプのRS-232Cインターフェイス
5-1 Graseby 3400/3500

　Graseby 3400/3500のRS-232CコネクタはWindowsパソコンと同様，DB9オスを使用している．Graseby 3400/3500のRS-232Cコネクタのピン配置と接続ケーブル例を図2-10に示す．信号線の名称はRS-232Cの規格に準拠しているが，制御用信号線の扱いが標準仕様とは異なる．Graseby 3400/3500では，通常は入力信号として扱われるDSR（6番ピン）がハンドシェイク用出力となっている．また，RTS（7番ピン）はポンプの動作に関係なく，常に+10Vを出力している．

　Graseby 3400/3500の場合，正しくハンドシェイクを行うためには，DSR，RTS，CTSをそれぞれパソコンのCTS，DSR，RTSに接続する．なお，図2-10のケーブルは配線が非対称であるため，ケーブルをパソコン側とポンプ側で逆に接続すると動作しない可能性があるので注意が必要である．DSRを無視するようなソフトウェアであれば（通常はそのようになっていることが多い），市販のクロスケーブルを使用して通信が可能である．ただし，ハンドシェイクによる通信制御機構は働かない．図2-5のブースタアンプは，両端にモデムケーブルを接続するとGraseby 3400/3500に適合した結線となるので，電圧の問題のみならず自作が困難な人にもお勧めである．

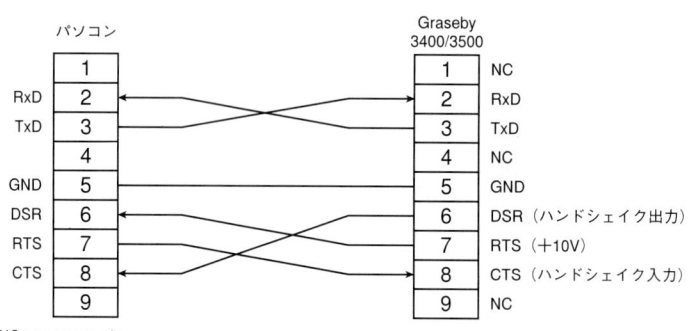

図2-10　Graseby 3400/3500のRS-232Cコネクタと接続ケーブル例

5-2　Gemini PC-2

Gemini PC-2は，使用されているRS-232CコネクタがDB9メスである点を除けば，Graseby 3400/3500と同仕様である．接続ケーブルもGrasebyと同じタイプが使用できる．Gemini PC-2では，CTSがオンにならないとポンプをモニターモードや外部コントロールモードにできない．

5-3　Terumo STC-525X, TE-161/172, TE-311/312/332, TE-371

テルモ社のインフュージョンポンプのRS-232Cコネクタと接続ケーブル例を図2-11に示す．テルモ社のポンプは，型式が異なってもRS-232Cの仕様は同一である[※6]．RS-232Cコネクタが使用している信号線は送受信データと接地線の3本のみで，制御用の信号は使用していない．DSRを使用してハンドシェイクを行うソフトウェアを除けば，図2-11のケーブル以外に，市販のクロスケーブル（RTSとCTSがコネクタ内で短絡されている）も使用できる．

テルモ社の場合，標準では外部からのコントロールをサポートしていない[※7]．通信機能については，内部情報をモニターすることのみが可能である．なお，TE-332では，ナースコールの信号がDB9コネクタに組込まれているので，余分な結線がないケーブルの方が安全である．

テルモ社のインフュージョンポンプに使用されているRS-232Cコネクタは，パソコンのコネクタとは逆に，DB9メスである．市販のRS-232Cケーブルのコネクタはメスになっているため，テルモ社のポンプに接続する際には，ジェンダーチェンジャ（図2-12）と呼ばれる部品をポンプ側のコネクタとケーブルの間に挿入しなければならない．なお，ケーブルが外れやすくなるので，図2-12の様なナットつきのジェンダーチェンジャがよい．

Sabratek 3030もテルモ社のポンプと同仕様で，同じタイプのケーブルを使用して接続する．

※6：テルモ社の資料によると，STC-525Xのみポンプ側の7番ピンと8番ピンを短絡するように記載がある．他の機種では，この配線は必要ない．

※7：製造元に申請をすれば，外部からコントロールするための情報を得ることができる可能性はある．ただし，執筆時点では公開されているTCI用ソフトウェアはない．

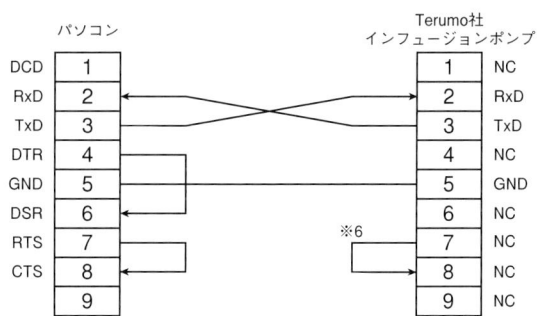

図2-11 テルモ社のインフュージョンポンプのRS-232Cコネクタと接続ケーブル例

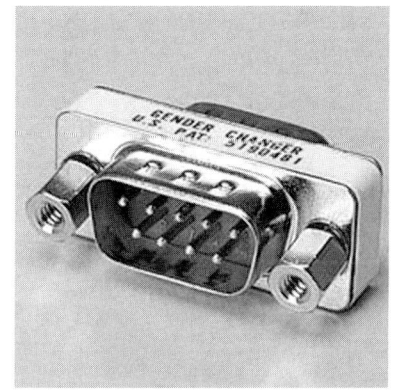

図2-12 ジェンダーチェンジャ．両側がオスになっている部品で，メスのコネクタをオスに変換する．オスをメスに変換するタイプもある．

5-4 Baxter AS50

　Baxter AS50のRS-232Cコネクタのピン配置を図2-13に示す．AS50はRTS（7番ピン）とCTS（8番ピン）の2つの制御用信号をコネクタに配線しているが，ポンプ内部ではハンドシェイク用に使用していない．接続用のケーブルは，パソコン側のコネクタ内でRTSとCTS，DTRとDSRをそれぞれ短絡したものを使用する．制御線によるハンドシェイクを行わないソフトウェアであれば，市販のストレートケーブルも使用できる．

　なお，AS50はテルモ社のポンプと同様にDB9メスを装備している．市販のケーブルで接続するためにはジェンダーチェンジャが必要である．また，AS50の出荷時設定ではDB9コネクタは［不使用］になっているため，内部設定の変更が必要である．

　Graseby 3000のRS-232C仕様もAS50と同じである．

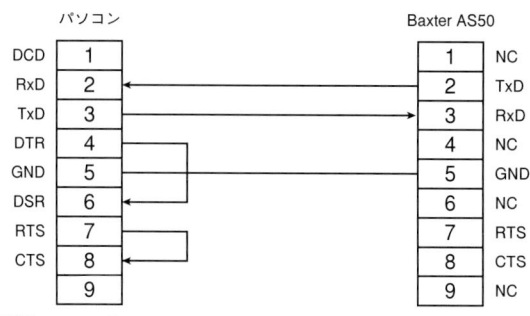

図2-13　Baxter AS50のRS-232Cコネクタと接続ケーブル例

5-5　Alaris IVAC P6002 TIVA, P6003 TCI (Diprifusor), P7000

　IVAC P6002 TIVA（Alaris社の各機種も同様）のRS-232Cコネクタのピン配置を図2-14に示す．P6002では，送受信以外に制御用信号線としてCTS（8番ピン）を使用しており，ポンプの通信機能を使用するには，CTSをオンにしなければならない．通常は，パソコンのRTS（7番ピン）をポンプのCTSに接続する．また，パソコンのソフトウェアでは，RTSを制御してインフュージョンポンプ側のCTSをオンにするようにプログラムされている必要がある．

　市販のケーブルの場合，インターリンクケーブルはパソコンのRTSとポンプのCTSが接続されるため使用可能である．しかし，通常のクロスケーブルは，自らのRTSとCTSを接続しているものが多く，P6002には使用できない（図2-3）．

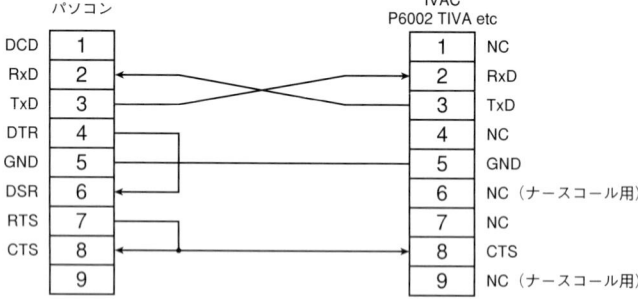

図2-14　IVAC P6002 TIVAのRS-232Cコネクタと接続ケーブル例

TCI SOFTWARE GUIDE BOOK

Chapter 3
ソフトウェア解説

STANPUMP
STELPUMP
Rugloop
BeComSim
TIVA Trainer
ConGrase
PropofolFMon
IV_Sim3
Palmacokinetics
Diprifusor

STANPUMP

OS: MS-DOS
Author: Steven L. Shafer (米国, スタンフォード大学)
Ver.: 1999/12/18版

http://anesthesia.stanford.edu/pkpd/

DOS

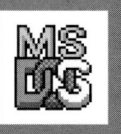

STANPUMPとは

　STANPUMPは，麻酔薬の薬物動態に関する研究で多くの業績がある，スタンフォード大学のSteven L. Shaferが作成したMS-DOS用の薬物動態シミュレーションとTCI用ソフトウェアである．STANPUMPは1986年に開発が着手され，頻回のバージョンアップが行われてきた．最終のバージョンアップは1999年である．作者のShaferは，実行プログラムと同時にプログラムのソースコードも公開したため[※1]，その後に登場した同種のソフトウェアの多くはSTANPUMPを手本として開発された．その意味では，STANPUMPは薬物動態シミュレーションやTCI用ソフトウェアの草分け的存在と言える．

　STANPUMPの画面は文字ベースであるため，WindowsやMacintosh上のソフトウェアと比較すると使い勝手はよくない．しかし，基本的なコンセプトは現在のソフトウェアと同じであり，薬物動態シミュレーションやTCIの原点に触れることができる．

入手方法

　STANPUMPはスタンフォード大学のStanford PK/PD Software Server (http://anesthesia.stanford.edu/pkpd/) からダウンロードできる[※2]．まず，このURLにアクセスすると図3-1に示すページが表示される．リンクの一覧から，"Target Control Drug Delivery" をクリックする．リンク先のページでは，ページの左にある "Quick Launch" のリストから "STANPUMP" をクリックする．ダウンロード可能なファイルの一覧が表示されるので，"STANPUMP" と書かれたファイル（ファイル名はSTANPUMP.ZIP）をダウンロードする（図3-2）．なお，"README" は補足説明ファイル，小文字の "stanpump" はSTANPUMPのドキュメント（stanpump.doc）である．

インストール

　STANPUMPでは，Windowsソフトウェアのような特別なインストールは必要ない．ダウンロードされたファイルは，1つのファイルの中に複数のファイルが圧縮された状態になっている．以下の要領で，解凍ツールを用いて適当なフォルダに解凍する．なお，解凍作業はWindows上から行うことができる．

　まず，パソコン上に適当な名前のフォルダ（例えば，STANPUMP）を作成する．MS-DOSで使用することを考えると，ハードディスクのルート（C:\）にフォルダを作成することが推奨される．また，STANPUMPは英語版MS-DOSで動作することを前提としているため，フォルダ名は半角英数字8文字以内とする．次に，解凍ツールを起動し，解凍先を目的のフォルダ（この場合，C:\STANPUMP）に指定する．

[※1]：STANPUMPの圧縮ファイルにはC言語で記述されたプログラムのソースファイルが含まれている．
[※2]：STANPUMPのMacintosh移植版（MAC STANPUMP）が同じサーバからダウンロードできる．MAC STANPUMPはシリアルポートがレガシーポートしか対応していないので，USBポートを採用している最近の機種ではシミュレーションモードのみが動作する．Mac OS Xでもクラシックアプリケーションとして動作する．

▶ソフトウェア解説

以上の操作で，STANPUMPが使用可能になる．

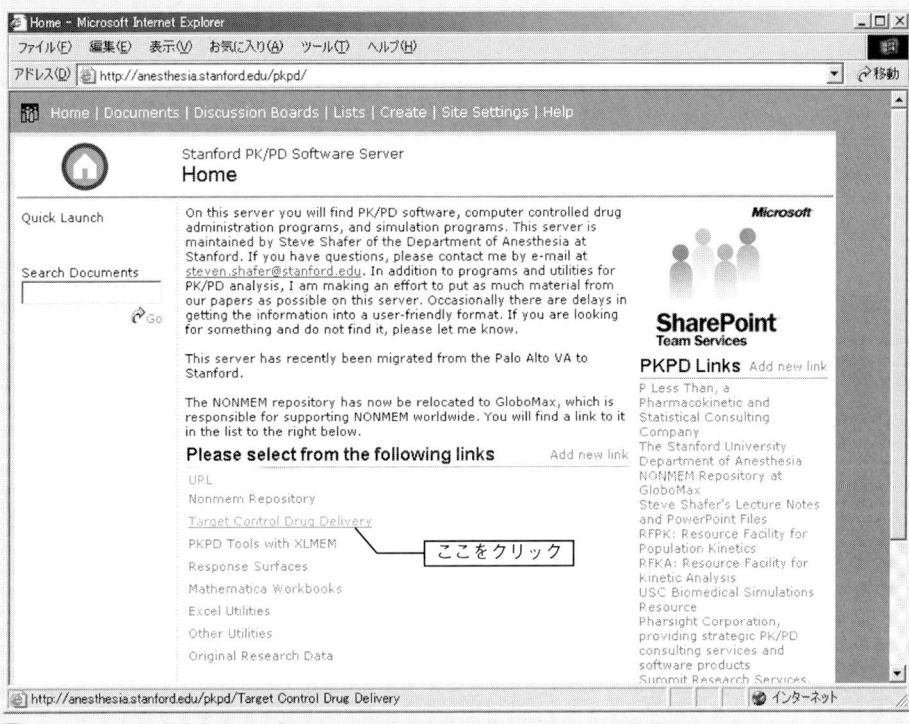

図3-1　Stanford PK/PD Software Server

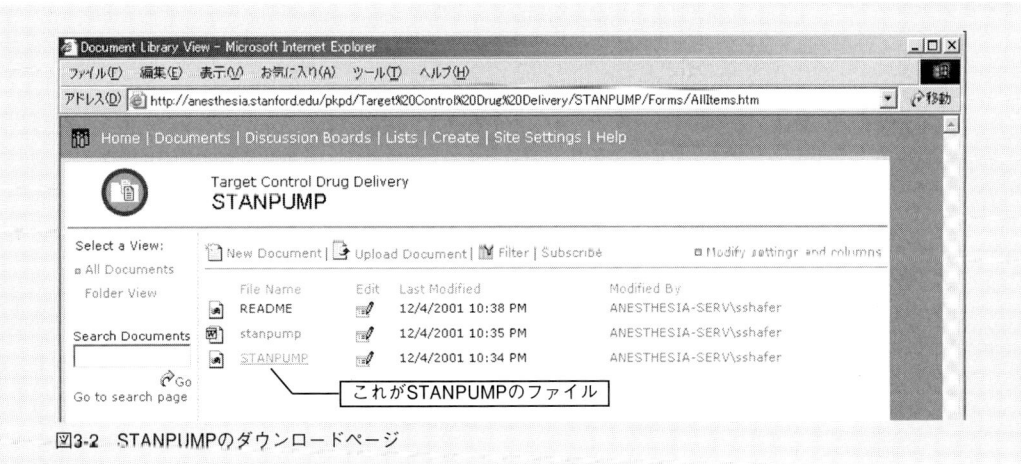

図3-2　STANPUMPのダウンロードページ

WindowsパソコンにおけるSTANPUMPの起動

元来，STANPUMPはMS-DOSで動作するソフトウェアであるが，Windowsパソコンでも使用可能である．WindowsパソコンでMS-DOSを起動する方法はいくつかあるが，STANPUMPの場合，WindowsのバージョンとMS-DOS起動方法の組み合わせにより動作が異なる．表3-1にWindowsのバージョンごとのMS-DOSの起動方法とSTANPUMPの動作状況を示す．

表3-1 WindowsのバージョンごとのMS-DOS起動方法とSTANPUMPの動作

	Windows 95/98	Windows Me	Windows 2000	Windows XP
MS-DOSモードで再起動	○	×	×	×
DOS窓	△[1]	△[1]	○[2]	○[2]
フロッピーディスクで起動	○	○	○	○

[1] シミュレーションモードのみ可能．
[2] 日本語モードのMS-DOSのみ可能．ただし，英語モードでもフルスクリーン表示（ Alt + Enter で移行）にすると動作する．

■1 MS-DOSモードで再起動

Windows 95/98の場合は，Windowsを終了させてMS-DOSで再起動できる．このモードは完全なMS-DOSであるので，STANPUMPの動作に制限はない．以下に起動方法を示す．

①TCIモードで使用する場合は，MS-DOSで再起動を行う前にRS-232Cポートにインフュージョンポンプを接続しておく．

②Windowsのスタートメニューから［Windowsの終了］を選択する．表示されるダイアログで，［MS-DOSモードで再起動する］を選択して［OK］をクリックする（図3-3）．

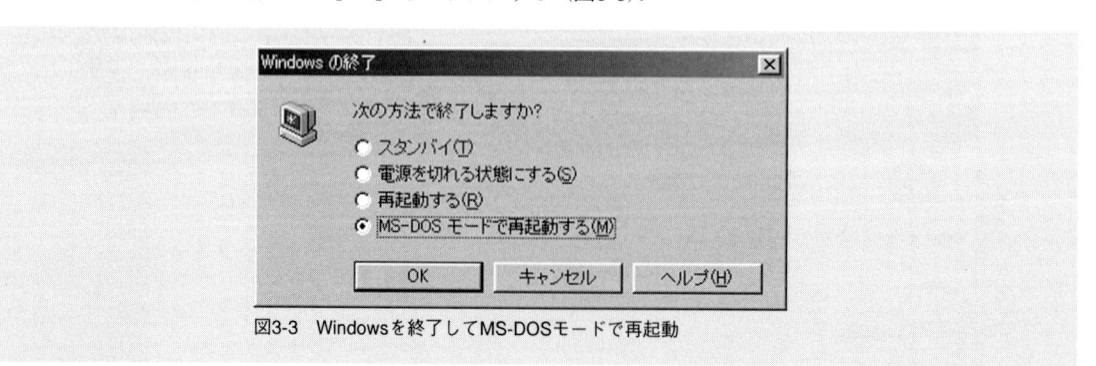

図3-3 Windowsを終了してMS-DOSモードで再起動

▶ソフトウェア解説

③MS-DOSモードで再起動が行われて，MS-DOSのプロンプト[※3]が表示される（図3-4）．

```
Microsoft(R) Windows 98
    (C)Copyright Microsoft Corp 1981-1999.

C:\WINDOWS>us

C:\WINDOWS>cd \stanpump

C:\STANPUMP>_
```

図3-4　MS-DOSの再起動画面からのコマンド入力

④カーソルの位置でusと入力して Enter キーを押す．画面が英語MS-DOSになり，円マーク（¥）がバックスラッシュ（\）に変わる．

⑤次に，STANPUMPのディレクトリ（フォルダ）に移動する．CドライブのルートにSTANPUMPというフォルダを作成した場合は，cd　\stanpumpと入力して Enter キーを押す[※4]．画面のプロンプトがC:\STANPUMP>に変更される．

⑥カーソルの位置からstanpumpと入力して Enter キーを押す．以上のコマンド入力でSTANPUMPが起動する．

2 DOS窓からの起動

　Windowsには，MS-DOSのプログラムと互換性を保つために，MS-DOSプロンプトまたはコマンドプロンプト（通称DOS窓）というモードが準備されている．このモードでは，Windows上のアプリケーションの一つとしてMS-DOSが起動する．

　DOS窓からSTANPUMPを起動するには，STANPUMPのフォルダを開いて，STANPUMPのアイコン（STANPUMP.EXE）をダブルクリックする．または，Windowsのスタートメニューから，[**MS-DOS**プロンプト]または［コマンドプロンプト］を選択してDOS窓を起動し，MS-DOSで再起動する場合と同様にディレクトリをC:¥STANPUMPに移動した後にキーボードからstanpump Enter と入力する．

　DOS窓はMS-DOSと完全互換ではなく，また，WindowsのバージョンによりSTANPUMPの動作が異なる．以下に，Windowsのバージョン別の注意点を説明する．

Windows 95/98/Me

　Windows 95/98/MeのMS-DOSプロンプトは，RS-232Cインターフェイスの動作に制限がある．MS-DOSプロンプトからSTANPUMPを起動する場合，シミュレーションモードは動作するが，外部機器との通信が必要なTCIモードは動作しない．

※3：コマンドの入力を促すための記号または文字列．コマンドプロンプトとも呼ばれる．
※4：日本語キーボードで'\'を入力するには'¥'キーを押す．

Windows 2000/XP

これらのバージョンのWindowsでは，日本語モードのDOS窓からSTANPUMPの起動が可能であり，TCIモードを含めて，STANPUMPのすべての機能を実行できる．英語モードのDOS窓からはSTANPUMPが起動しない（起動はしているが，文字が画面に表示されない）が，[Alt]キーを押した状態で[Enter]キーを押してMS-DOSのフルスクリーン表示に変更すると，起動が可能になる（文字が見えるようになる）．

3 フロッピーディスクからMS-DOSを起動

MS-DOSはWindowsが登場する以前のOS[※5]で，フロッピーディスク1枚で起動できる．どのWindowsパソコンでも，MS-DOSのシステムを含むフロッピーディスクを作成してMS-DOSを起動すれば，STANPUMPを動作させることができる．なお，Microsoft社はすでにMS-DOSの販売とサポートを終了している[※6]．MS-DOSのシステムディスクを所有していない場合はMS-DOS互換OS[※7]を入手する必要がある．

MS-DOSのシステムディスクを新たに作成するには，MS-DOSのシステムディスクでパソコンを起動する．次に，キーボードから

```
A:¥format a:¥ /s
```

と入力して[Enter]キーを押す．画面の指示に従って新しいフロッピーディスクを挿入すると，ディスクのフォーマットとシステムの転送が行われる．このディスクに解凍したSTANPUMPのファイル類をコピーする．

Windowsw XPの場合は，フロッピーディスクをフォーマットする際にMS-DOSのシステムを組み込むオプションを選択できる．この方法でMS-DOSのシステムディスクを作成する．

作成したフロッピーディスクをドライブに挿入した状態でパソコンの電源を入れると，フロッピーディスクからMS-DOSが起動する．フロッピーディスクにコピーしたファイルからSTANPUMPを起動するには，キーボードからstanpumpと入力して[Enter]キーを押す．Cドライブのサイズが2Gバイト以下であれば，ハードディスク上のファイルからSTANPUMPを起動することもできる．その場合は，MS-DOSモードで再起動する場合と同じ要領でキーボードからコマンド入力を行う．

※5：Operating System．コンピュータを動作させるための基本ソフト．
※6：http://www.microsoft.com/japan/windows/lifecycle.asp
※7：DR-DOS（http://www.drdos.net／），FreeDOS（http://www.freedos.org／）など．

▶ソフトウェア解説

使用方法

■1 動作設定

STANPUMPを起動すると，図3-5の画面が表示される．

```
Computer Controlled Infusion Pump                    ESC (escape) to exit
Revision date: 12/18/99

      Welcome to STANPUMP, a program for Computer Controlled Drug
      Administration and pharmacokinetic simulation.  Stanpump was written
      by S. Shafer.  The bayesian routines were developed by P. Maitre.
      The contributions of K. Gregg, J. Cheng, H. Schwilden, J. Schuttler,
      J. Reves, J. Jacobs, and P. Glass, are gratefully acknowledged.


      Subject identifier: _




                                                Stanpump is copyrighted by S. Shafer,
                                                1986-1995.  Portions of STANPUMP are
                                                are copyrighted by Microsoft, Inc.,
                                                and by Greenleaf, Inc.
```

図3-5　STANPUMPの起動画面

Subject identifier:の入力を聞いてくるので，患者の属性などをキーボードから入力して Enter キーを押す．この項目は省略可能である．

続いて，体重，身長，年齢，性別を入力する．ここまで入力すると，体表面積とlean body massが自動的に計算され，画面に表示される．

最後に，Who are you?という質問が出るので，ユーザー名などを入力する（省略可）．

すべての入力が完了すると，薬物の選択画面になる．

薬物は画面に表示される19種類から選択する（図3-6）．例えば，プロポフォールを選択するのであれば，Your selection: のところに 8 を入力し [Enter] キーを押す．

```
Computer Controlled Infusion Pump                    ESC (escape) to exit
Revision date: 12/18/99

Please select drug
    1 = fentanyl              11 = methohexital
    2 = alfentanil            12 = etomidate
    3 = sufentanil            13 = methadone
    4 = dexmedetomidine       14 = pancuronium
    5 = thiopental            15 = vecuronium
    6 = midazolam             16 = atracurium
    7 = diazepam              17 = rocuronium
    8 = propofol              18 = lorazepam
    9 = lidocaine             19 = remifentanil
   10 = ketamine              20 = external
   Your selection: _
```

図3-6　薬物の選択画面

次の画面では薬物動態モデルを選択する（図3-7）．STANPUMPには，1種類の薬物に対して複数の薬物動態パラメータのセットが登録されている．画面に表示されるセットから番号で入力する．

```
Computer Controlled Infusion Pump                    ESC (escape) to exit
Revision date: 12/18/99

Drug selected: propofol

Propofol kinetic set:
    1 = Marsh (Diprifusor)
    2 = Kataria (Pediatric PK)
    3 = ICU (LBM/FBM adjusted)
    4 = Mora (cardiac surgery)
    5 = Schnider: Integrated PK/PD
    Your selection: _

T peak is now set to 1.6 min. This will give a larger dose
if the effect site is targetted than the prior version of
STANPUMP. The t-peak of 1.6 min is based on Schnider, et al,
Anesthesiology 90:1502-1516, 1999.
```

図3-7　薬物動態モデルの選択

番号を入力すると，画面下部に以下のような質問が表示される．

```
How do you want STANPUMP to run?
   1 = in TARGET mode  (STANPUMP aims for a target)
   2 = in bolus / infusion mode,  (you set the dose)
   Your selection:
```

TCIを行う場合は 1 を，ボーラス投与と持続投与を手動で行う場合は 2 を選択する．

2 TARGETモード

TARGETモードを選択すると，以下のような質問が表示される．

```
Please select mode:
   1=target plasma concentration
   2=target effect site concentration
   Your selection:
```
血中濃度のTCIでは1を，効果部位濃度のTCIを行う場合は2を選択する．

次に，目標濃度を聞いてくる．
1では，
`Plasma propofol concentration (ug/ml) ?`
2では，
`Effect site propofol concentration (ug/ml) ?`
となる．目標の数値を入力して Enter キーを押す．ここまでの設定が完了すると，図3-8のような画面になる．ここで設定を終了して次の画面へ移る場合は1を入力する．2を入力すると設定を変更できるが，その場合，図3-5の画面からすべて入力し直さなければならない．

```
Computer Controlled Infusion Pump            ESC (escape) to exit
Revision date: 12/18/99

Drug Selected: propofol
Parameter set: Marsh (Diprifusor)

    Vc  = 13.6800 liters
    k10 = 0.1190 / minute
    k12 = 0.1120 / minute
    k13 = 0.0419 / minute
    k21 = 0.0550 / minute
    k31 = 0.0033 / minute

    peak effect is at 1.6000 min

Desired propofol concentration =   3.00 ug/ml
Infused propofol concentration:  10.00 mg/ml
Mode: STANPUMP will maintain a constant concentration in the Effect site.

Weight = 60.00 kg, height = 170.00, age = 45.00
Lean body mass = 50.06 kg, body surface area = 1.69 meters squared


Please select 1 to confirm, 2 to change:
```
図3-8　設定確認画面

設定の最後は，記録ファイル名の入力とインフュージョンポンプの選択である（図3-9）．

```
Computer Controlled Infusion Pump                    ESC (escape) to exit
Revision date: 12/18/99


Name of study file? 20030131


Opening unfiltered data file: 20030131.dat
Opening filtered infusion file: 20030131.drg
Opening pk values file: 20030131.pk
Opening error recording file: 20030131.err
Opening communications file: 20030131.cmm
Opening ASCII graphics file: 20030131.gra



Please select infusion pump
    1 = simulation (no pump)
    2 = IMED C2 protocol
    3 = Harvard Pump 22
    4 = Grasby 3400
    Your selection: _
```

図3-9　ファイル名の入力とポンプの選択

　ファイル名はMS-DOSの命名ルールに従い，半角英数字8文字以内で入力する．

　ポンプはリストされている機種から数字で選択する．Graseby 3500はGraseby 3400で代用できる．また，実際にポンプを接続せずにシミュレーションを行うこともできる．その場合は1を入力する．

> メモ：シミュレーションモード
> 　シミュレーションモードとは，インフュージョンポンプを接続せずにパソコン上で模擬TCIを行うモードである．患者の体重，身長，年齢などの条件を入力して，TCIを行うときのポンプの注入速度，血中濃度の変化，総投与量などをパソコン上で実行して確認できる．患者に合併症があり，あまり投与速度を上げたくない状況などでは，事前にTCIの動作をシミュレーションでチェックしておくことができる．STANPUMPの場合，ポンプの選択をするまでの操作は同じで，ポンプに代わってsimulation（no pump）を選択することでシミュレーションモードに入ることができる．

　ポンプを選択した場合は，インフォームドコンセントを得た上で使用するように注意が促される．さらに，他のプログラムとの併用を禁止する警告メッセージが出る．ポンプを接続してTCIを行う場合は，安定した動作のためにSTANPUMP単独で動作させることが重要である．警告内容を確認すると，以下の順番でポンプの設定を行う．

▶ソフトウェア解説

Please look at the faceplate on the Graseby 3400 pump and enter the max. rate allowed (50-1200 ml/h):

ポンプの最大注入速度を聞いてくるので数字で入力する．循環動態の不安定な患者などでは，最大注入速度を低く設定することで血圧低下などを軽減できる．

Place syringe in pump and carefully seat syringe clamp.
When done, press Enter on computer keyboard.

注射器をポンプに装着して，Enter キーを押す．

Do you want to purge the line (1=y, 2=n)?

早送りをして延長チューブ内を薬液で満たす場合は1を，そうでない場合は2を選択する．

Current volume in syringe?

注射器内の薬液量を聞いて来るので，数字を入力する．これですべての設定が完了する．

Type '1' to start.

キーボードから1を押すとTCIがスタートする．なお，シミュレーションモードではポンプの設定に関する項目は省略される．ポンプの設定でsimulation (no pump)を選択すると，すぐにType '1' to startが表示される．

```
Computer Controlled Infusion Pump.  Revision: 12/18/99           SIMULATION
Drug: propofol     Parameters: Marsh (Diprifusor)

Current time:    Day: 01 Time: 16:03:05
Elapsed time:     9 minutes 28 seconds

Location      Units      Predicted        Target
Plasma        ug/ml         3.00
Effect Site   ug/ml         3.00            3.00


Total infused:              124.953 mg    2.083 mg/kg
Total infused:               12.495 mls

Pump rate:   57.086 ml/hr,    158.57 (ugs/kg/min)
Effect site level of   0.50 expected in  16.5 minutes
------------------------------ Functions ------------------------------
F1:  raise or lower the propofol level  F6:  select constant rate mode.
F2:  change look-ahead concentration.   F8:  target the plasma concentration.
F5:  simulate as fast as possible.      F10: terminate infusion at end of study.




Pump status: OK
```

図3-10　TCI動作中の画面

　TCI動作中の画面は図3-10にようになる．これはシミュレーションモードの画面であるが，実際にTCIを行った場合も同じ画面である．血中および効果部位の予測濃度，投与速度，総投与量などが数値表示され，時間の経過とともにこれらのパラメータ表示が変化する．

　動作中は，ファンクションキーを使用して以下のパラメータを変更できる．

- F1　　目標濃度の変更．
- F2　　覚醒濃度の変更（STANPUMPでは，投与を中止した場合に何分で指定した濃度に到達するかを予測して表示する）．
- F5　　高速シミュレーション（シミュレーションモードのみ）．もう一度キーを押すと実時間に戻る．
- F6　　手動投与モードに変更．もう一度キーを押すとTARGETモードに戻る．
- F8　　効果部位濃度のTCIから血中濃度のTCI（またはその逆）に変更．もう一度キーを押すと戻る．
- F10　 投与終了．

　また，途中で注射器を交換するときは F10 で一旦ポンプを止めて注射器を交換し， F4 で再開する．

3 手動投与（bolus / infusion）モード

投与モードでbolus / infusion modeを選択した場合も，図3-9の画面でファイルの設定とポンプの選択を行う．この場合，実際のポンプを選択すると，ポンプの動作状況が自動的にSTANPUMPに取り込まれる．以降の操作はTARGETモードと同様である．

手動投与モードでは，図3-11のような画面が表示される．TARGETモードとの違いは，ファンクションキーの操作である．このモードでは，F1 でボーラスの追加または持続投与量の変更を行う．また，F6 でTARGETモードに変更できる．再度 F6 を押すと手動投与モードに戻る．

```
Computer Controlled Infusion Pump.  Revision: 12/18/99         SIMULATION
Drug: propofol     Parameters: Marsh (Diprifusor)

Current time:   Day: 01 Time: 16:42:06
Elapsed time:    6 minutes 18 seconds

Location    Units      Predicted       Target
Plasma      ug/ml        2.24           none
Effect Site ug/ml        2.69


Total infused:           100.833 mg    1.681 mg/kg
Total infused:            10.083 mls


Pump rate:   30.000 ml/hr,   300.00 (mgs/hour)
Plasma level of  0.50 expected in  11.4 minutes
------------------------------- Functions ------------------------------
F1:  enter a bolus or infusion.        F6:  select target mode.
F2:  change look-ahead concentration.  F10: terminate infusion at end of study.
F5:  simulate as fast as possible.




Pump status: OK
```

図3-11　手動投与モードの画面

4 STANPUMPの終了

STANPUMPを終了する場合は，F10 を押し，次に End キーを押す．プログラムが終了すると，設定画面で指定したファイルに投与の記録や血中濃度などが自動的に保存される．

DOS窓からSTANPUMPを起動した場合は，自動的にSTANPUMPのウィンドウが閉じる．DOS窓が終了しない場合はキーボードからexit Enter と入力する．なお，フロッピーディスクからMS-DOSで起動した場合はWindowsには戻れないので，電源スイッチを切ってからWindowsを再起動する．

マイコンピュータからCドライブのSTANPUMPフォルダを見ると，記録ファイルが作成されていることがわかる．STANPUMPでは，拡張子が異なる数種類のファイルによりデータを記録するようになっている．ファイルの詳細については，STANPUMPに同梱されているドキュメント（stanpump.doc）に記載されている．

STANGRAF

　STANPUMPは薬物動態シミュレーションやTCIのソフトウェアとして十分な機能がある．しかし，MS-DOSで動作する文字ベースのプログラムであるため，視覚的な要素が少ないのが難点である．STANPUMPにグラフ表示機能を追加して，血中濃度の推移を図示できるようにしたのがSTANGRAFである（図3-12）．

　STANGRAFは，STANPUMPと同様，スタンフォード大学のStanford PK/PD Software Server（図3-1）からダウンロードできる．STANGRAFもMS-DOSプログラムであり，ダウンロードしたファイルをパソコン上の適当なフォルダに解凍する．英語版MS-DOS画面のコマンドプロンプトからstangraf [Enter] と入力するとプログラムが起動する．なお，STANGRAFは日本語版MS-DOSでは動作しない．

　薬物投与を開始するまでの手順はSTANPUMPと同様である．投与が開始されると，血中濃度が黄色，効果部位濃度がピンクでグラフ表示される．なお，著者が試みた限りでは，動作確認ができたのはシミュレーションモードのみであった．

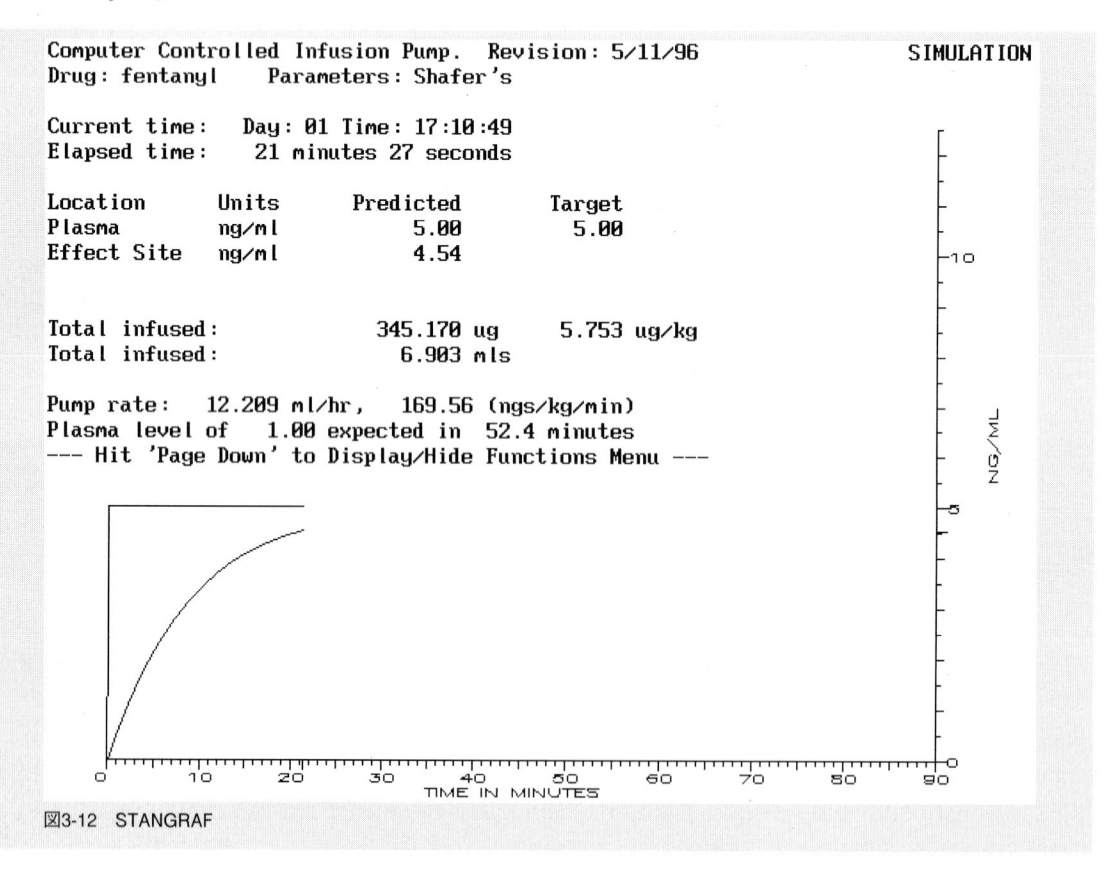

```
Computer Controlled Infusion Pump.  Revision: 5/11/96        SIMULATION
Drug: fentanyl     Parameters: Shafer's

Current time:    Day: 01  Time: 17:10:49
Elapsed time:    21 minutes 27 seconds

Location      Units        Predicted        Target
Plasma        ng/ml          5.00            5.00
Effect Site   ng/ml          4.54

Total infused:             345.170 ug       5.753 ug/kg
Total infused:               6.903 mls

Pump rate:   12.209 ml/hr,    169.56 (ngs/kg/min)
Plasma level of   1.00 expected in   52.4 minutes
--- Hit 'Page Down' to Display/Hide Functions Menu ---
```

図3-12　STANGRAF

コラム

薬物動態パラメータ変換のためのMicrosoft Excel用シート

本書で紹介しているソフトウェアのほとんどは、薬物動態パラメータをコンパートメント1の分布容積（V_1）とコンパートメント間の薬物移行速度定数（k_{xy}）で表現している。他のパラメータで薬物動態を記述している文献のデータを使用する場合は、変換作業が必要になる。

薬物動態パラメータの相互変換に便利なMicrosoft Excel用シート（convert.xls，図）がStanford PK/PD Software Serverからダウンロードできる。

http://anesthesia.stanford.edu/pkpd/Excel%20Utilities/

上記のURL（図3-1で"Excel Utilities"をクリックしても同じ）で"Quick Launch"リストから"Convert.xls - Parameter conversion spreadsheet"をクリックするとダウンロードページが表示される。

図　Convert.xlsの例. $C(t) = Ae^{-\alpha t} + Be^{-\beta t} + Ce^{-\gamma t}$ で表現される薬物動態を他のパラメータに変換している。

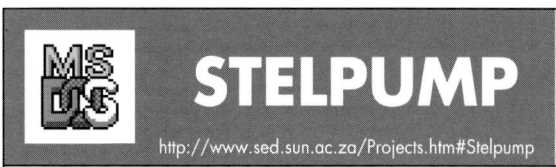

STELPUMP

O S : MS-DOS
Author : Ralph Pina, Johan Coetzee（南アフリカ共和国，ステレンボッシュ大学）
Ver. : 1.07

http://www.sed.sun.ac.za/Projects.htm#Stelpump

STELPUMPとは

　STELPUMPは南アフリカ共和国，ステレンボッシュ大学で開発された薬物動態シミュレーションとTCI用ソフトウェアである．STELPUMPはSTANPUMP同様MS-DOSで動作するソフトウェアであるが，最も大きな違いは画面表示で，ポップアップメニューや濃度のグラフ表示により操作性や視認性が向上している．また，最大2台のインフュージョンポンプを接続することができる．動作環境がMS-DOSであるため，今では古典的なプログラムに属するが，機能的には十分実用に耐えるものである．

入手方法

　STELPUMPはステレンボッシュ大学のWebページ（図3-13）からダウンロードできる．最新のファイルはstelv107.zipである．

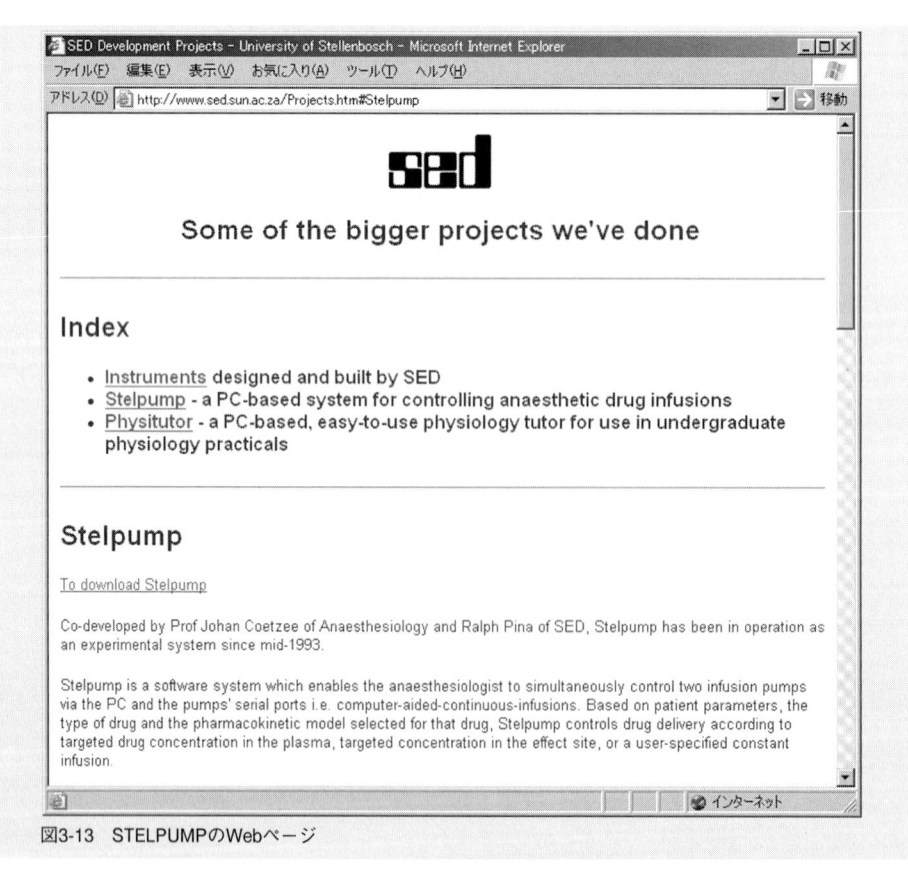

図3-13　STELPUMPのWebページ

▶ソフトウェア解説

STELPUMP

インストール

　ダウンロードされたファイルはZIP形式であるので，適当なツールで解凍する．STANPUMPと同様，ハードディスクのルート（C:¥）に適当な名前のフォルダ（STELPUMPなど）を作成して，そのフォルダにすべてのファイルを解凍することが推奨される．STELPUMPの動作には，ZIPファイルに同梱されているRTM.EXEとDPMI16BI.OVLの2つのファイルが必要である．これらのファイルがSTELPUMP本体（STELPUMP.EXE）と同じフォルダに存在することを確認する．

使用方法

　STELPUMPには，30ページ以上の詳細なマニュアル（Manual.txt）が付属している．ここでは基本的な使用方法を説明する．

❶WindowsパソコンからのSTELPUMP起動

　STELPUMPはMS-DOSのプログラムであるため，Windowsパソコンで動作させるためにはMS-DOSを起動する必要がある．幸い，STELPUMPはWindows 95以降であれば，すべてのバージョンのWindowsでDOS窓から使用できることが確認できている．

①インフュージョンポンプをコントロールする場合は，STELPUMPを起動する前にポンプとパソコンをRS-232Cケーブルで接続して，ポンプの電源を入れておく．

②WindowsからDOS窓を起動する．Windows 95/98の場合は，［スタート］➡［プログラム］➡［MS-DOSプロンプト］をクリックする．Windows 2000/XPでは，［スタート］➡［プログラム］➡［アクセサリ］➡［コマンドプロンプト］をクリックする．

③通常，DOS窓は日本語MS-DOSで起動するので，us Enter で英語版MS-DOSに変更する．

④次に，cd ¥stelpump Enter を入力して，STELPUMPのディレクトリに移動する．コマンドプロンプトが C:\STELPUMP>になっていることを確認して，stelpump Enter を入力するとSTELPUMPが起動する（図3-14）．

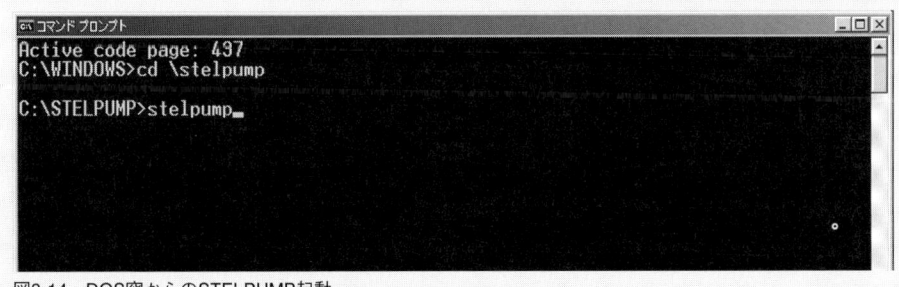

図3-14　DOS窓からのSTELPUMP起動

45

2 起動画面と設定画面

起動画面を図3-15に示す．STELPUMPでは，キーボードから数字や文字を入力する代わりに，ポップアップメニューで操作ができるようになっている．画面上部の，[Simulate][Infuse][Files][Path][Speed][Quit]はメニュー項目である．メニュー間の移動はカーソル移動キー ← → で行う．メニュー項目を選択して Enter を押すと，サブメニューがポップアップされる．サブメニューの選択は ↑ と ↓ で行う．選択した後の決定は Enter ，また，上位のメニューに戻るには Esc キーを押す．

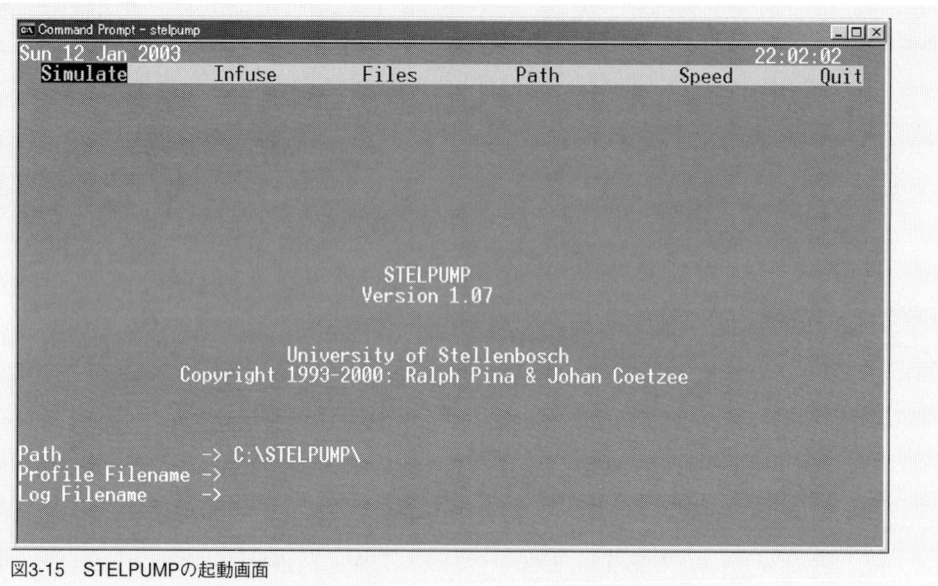

図3-15 STELPUMPの起動画面

STELPUMPでは，メニューのうち，左の2つが動作モードに関連している．[Simulate]はインフュージョンポンプを接続せずにパソコン上でTCIをシミュレートするモード，[Infuse]はポンプをオンラインで接続するモードである．

動作モードを選択する前に，[Files]メニューを開き，投与状況を記録するログファイル名を指定しておく．STANPUMP同様，STELPUMPはMS-DOSプログラムであるので，半角英数字8文字以内でファイル名を設定する．

▶ソフトウェア解説

STELPUMP

　設定画面に入るには，［Simulate］［Infuse］のどちらかを選択する．いずれの場合も，サブメニューとして［1 pump］と［2 pumps］が表示される．これは，1台のポンプを接続するのか，あるいは2台のポンプを接続するのかの選択である．ここでは，［1 pump］を選択して Enter を押すと，図3-16に示すような設定画面が表示される．
　この設定画面から，患者の属性や薬物動態パラメータ，ポンプの設定などを入力する．

2-1　患者属性の設定

　体重（Patient Mass）と年齢はキーボードから数字で入力する．性別は F5 を押すたびに，MとFが入れ替わる．また，設定項目間の移動は， ↑ と ↓ で行う．

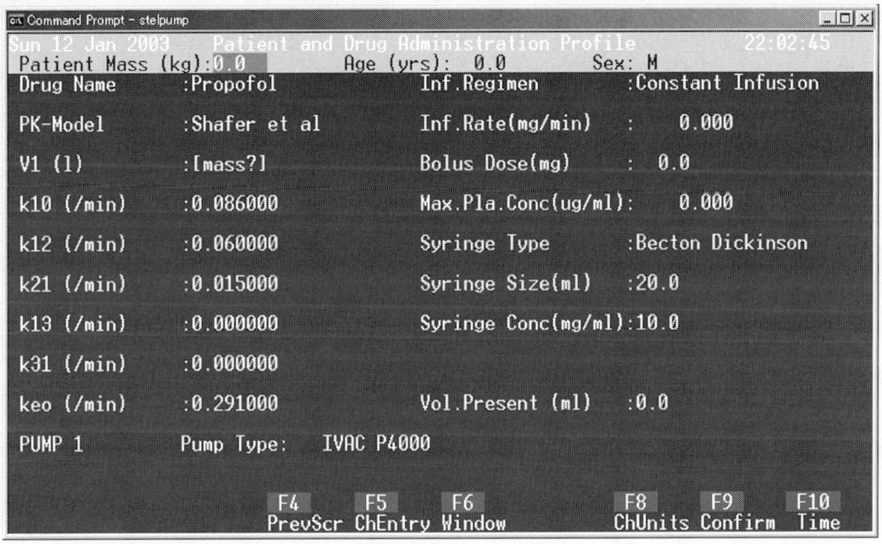

図3-16　STELPUMPの設定画面（ポンプ1台モード）

2-2　薬物名，薬動パラメータ，インフュージョンポンプの設定

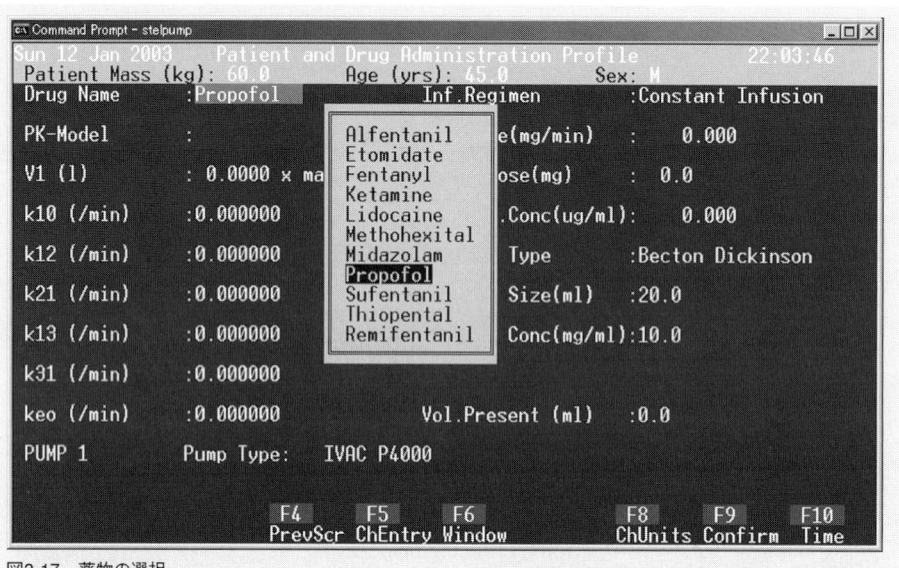

Drug Nameのように複数の選択肢がある項目では，[F5]を押すと選択項目のリストがポップアップする（図3-17）．[↑]と[↓]で項目を選択して，[Enter]キーで確定する．

図3-17　薬物の選択

同様にして，PK-Model，Inf.Regimen（投与モード）と順番に設定を進める．

［Infuse］モードでは，インフュージョンポンプを選択して[Enter]キーを押すと，通信ポートの設定を聞いてくる（図3-18）．ポンプが接続されているポートの番号を入力すると，STELPUMPはインフュージョンポンプとの接続をチェックする．接続が確認されれば結果がウィンドウに表示される（図3-19）．通信ポートやインフュージョンポンプの接続に問題がある場合は，エラーメッセージが表示されるので，ポンプの電源やケーブルの接続を再チェックする．

なお，［Simulate］モードでは通信ポートの設定メニューは表示されない．

▶ソフトウェア解説

STELPUMP

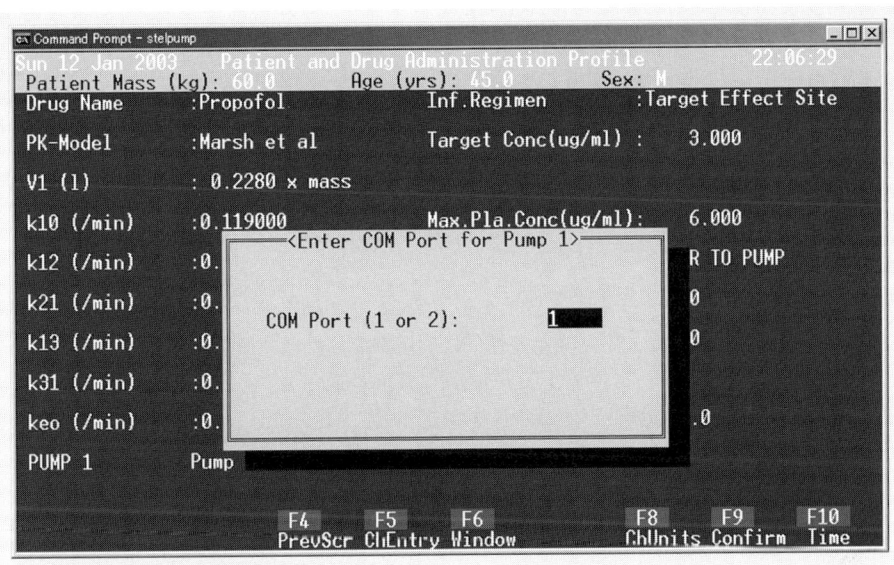

図3-18 通信ポートの設定（Infuseモード）

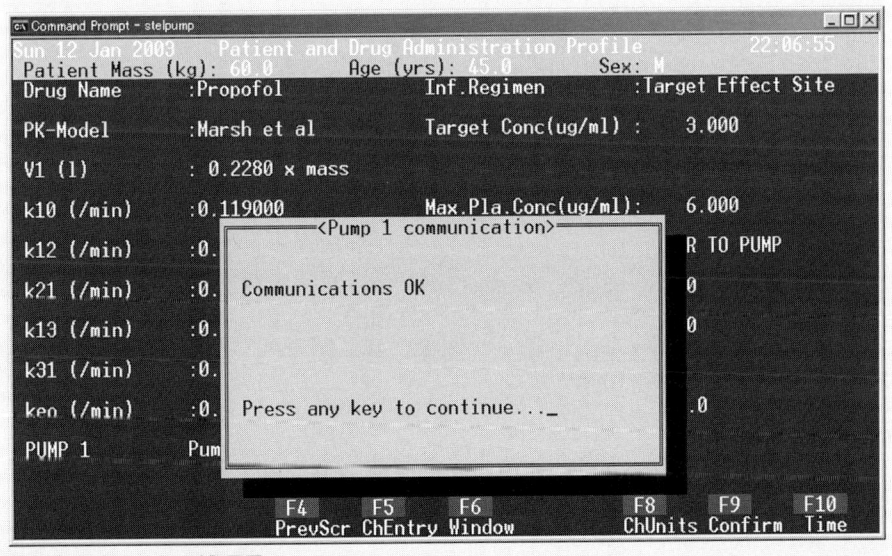

図3-19 通信ポートの確認画面

その他の設定

Target ConcはTCIモードにおける目標濃度である．キーボードから数値を入力して Enter キーを押す．

効果部位TCIモードでは投与開始直後にボーラス投与を行い，血中濃度を一気に上昇させる．Max.Pla.Concは血中濃度の最大値を設定する．例えば，Max.Pla.Concを6μg/mlに設定すると，血中濃度が6μg/mlになるまで

49

ポンプの最大投与速度で投与を行う．その後，注入量を低下させ，血中濃度が設定値を超えないようにする．Max.Pla.Concを高く設定すると，効果部位濃度が設定値に達するまでの時間が短くなるが，ボーラス投与量が多くなるため循環変動を引き起こす可能性が高くなる．

Syringe TypeはBecton Dickinsonが既定値であるが F5 キーで変更できる．ポンプを接続する場合は，REFER TO PUMP（ポンプによる自動認識）を選択しておく．注射器に関連するその他の項目も F5 キーまたは数値で設定する．

設定の確認と終了

すべての項目を設定したら F9 キーを押して設定を終了する．［Infuse］モードの場合は，設定終了の段階でインフュージョンポンプと通信を行う．ポンプとの通信に問題がなければ，最終確認のメッセージが表示される（図3-20）．ここで，もう一度 F9 キーを押すとTCIの画面に移行する．

［Simulate］モードの場合も同様の画面が表示されるので，設定内容を確認して F9 キーで次へ進む．

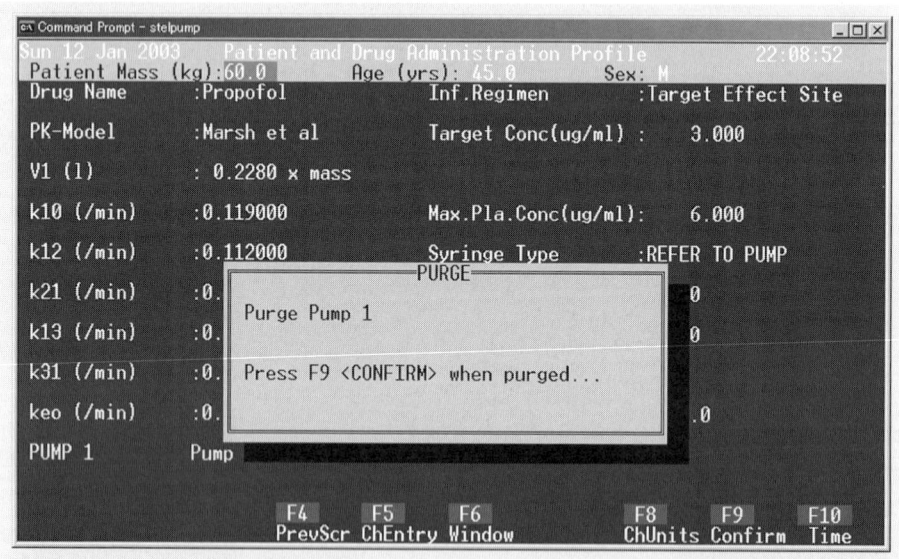

図3-20　Infuseモードにおける最終確認画面

3 薬物投与画面

図3-21にSTELPUMPの基本動作画面を示す．インフュージョンポンプの注入速度と薬物濃度のグラフが画面中央に配置され，その右には各パラメータの数値が示される．薬物の投与を開始するには F2 キーを押す．TCI動作中の画面例を図3-22に示す．この例ではMax.Pla.Concを6μg/mlに設定したが，グラフにはその様子が表現されている．

▶ソフトウェア解説

STELPUMP

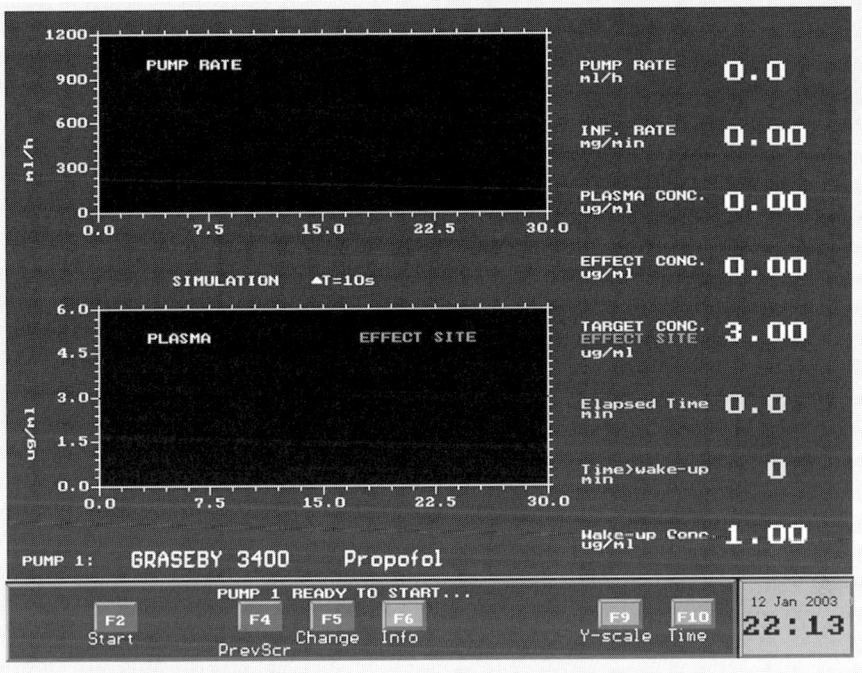

図3-21　STELPUMPの薬物投与画面

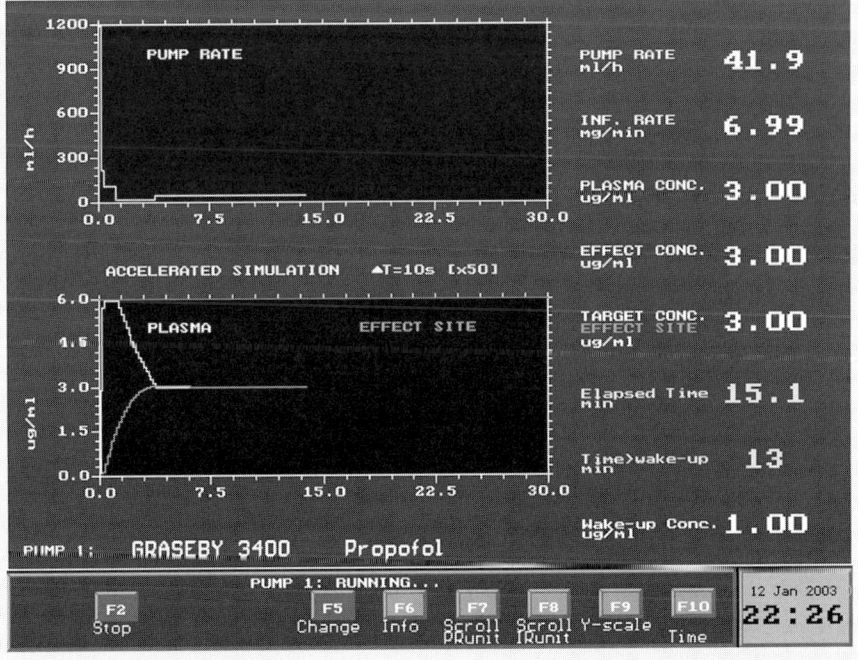

図3-22　TCIモードで動作中の画面

51

動作中の設定変更もすべてファンクションキーから行う．キーの操作案内は画面下部に表示される（図3-23）．F7 はポンプ速度の単位，F8 は投与量の単位を切り替える．F9 はグラフのY軸のスケールを変更する．

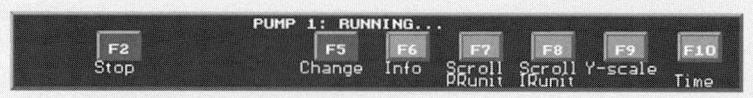

図3-23　STELPUMPの動作中のファンクションキー

F5 キーを押すとキーの操作案内が変更され，各種の詳細設定が可能になる（図3-24）．

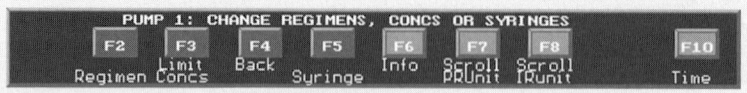

図3-24　F5キーで表示される詳細設定

4 注射器交換のコツ

　STELPUMPの特徴の一つは，注射器の残量が少なくなると図3-25のような画面でアラームを表示することである．これは便利な機能であるが，確実な操作のためにはコツが必要である．

　注射器を交換する際にはポンプを停止する必要がある．図3-25の画面の指示により F6 キーを押すと，アラームのダイアログは一旦消える．しかし，F6 キーはアラームに対する確認操作であるため，注射器を交換しない限りポンプは停止せず，再度アラームが表示される．注射器の交換を行うには，操作案内（図3-23）に従い，F5 Changeを押して詳細設定メニューに入り，このメニューで F5 Syringeを押す（図3-24）．

　誤って F2 Stopを押した場合，ポンプの動作は停止するが注射器交換のモードには入れない．

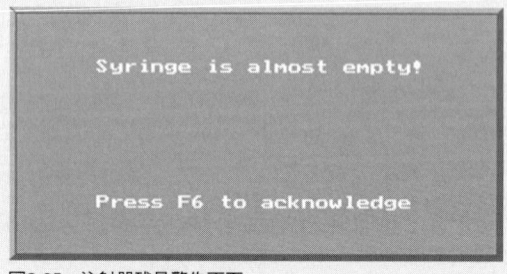

図3-25　注射器残量警告画面

▶ソフトウェア解説

[F5] Changeを押すと注射器の種類を聞いてくる（図3-26上）．TCIの場合はREFER TO Pでよい．注射器の選択後は確認の[F3]キーを押す．

次に，注射器の容量を聞いてくるので該当する容量を選んで確認の[F3]キーを押す（図3-26中）．

最後に，注射器の薬液濃度の確認を要求してくるので，数値を確認して[F3]キーを押す（図3-26下）．以上の操作で，STELPUMPの動作画面に戻る．

この間，ポンプは止まっているので[F2]キーを押して注入を再開する．STELPUMPは，ポンプが止まっていた間の濃度の減少分をボーラス投与で補う．その後，目標濃度になれば持続注入に移行する．

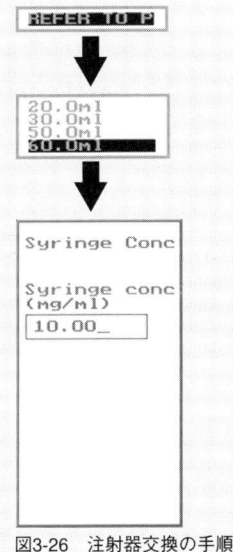

図3-26 注射器交換の手順

5 終了操作

STELPUMPを終了するには，まず[F2] Stopを押す．続いて[F3] Abortを押す．最後に[F2] EXITを押す．以上の操作で設定画面に戻る．

設定画面から[F4] prevscrを押すと初期画面に戻る．[→]キーで［Quit］に移動して[Enter]キーを押すとSTELPUMPは終了する．

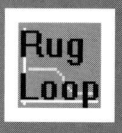

Rugloop

O S : Windows 95/98/Me/2000/XP
Author : Michel Struys, Tom De Smet（ベルギー，ゲント大学）
Ver. : 3.28

http://allserv.rug.ac.be/~mstruys/rugloop.html

Rugloopとは

　Rugloopは，ゲント大学麻酔科（ベルギー）で開発された，薬物動態シミュレーションおよびTCIソフトウェアである．RugloopはMS-DOSで動作するSTANPUMPをWindowsに移植したもので，コンパートメントモデルに基づく薬物濃度の計算やインフュージョンポンプの制御に関する部分はSTANPUMPと同じアルゴリズムを使用している．また，Rugloopは臨床研究を目的として開発された理由から，インフュージョンポンプ以外にDatex AS/3やBISモニターなどをパソコンに接続することが可能で，血圧，心拍数，SpO_2，$EtCO_2$，BIS値などを同時に記録することができる．

　当初，Rugloopはフリーウェアとしてインターネットからダウンロードが可能であった．しかし，欧州共同体の規制により，現在では外部機器と接続ができないシミュレーションバージョン（ver 3.28）のみが公開されている．TCIが可能なフルバージョンを入手するには，文書にて作者に直接依頼する必要がある．なお，今後はRugloopⅡに移行し，オリジナルのRugloopは現在Webで公開されているバージョンを最後に，新たなバージョンアップを行わないことが発表されている．

　本項では，シミュレーションバージョンを中心にRugloopの使用方法を解説する．

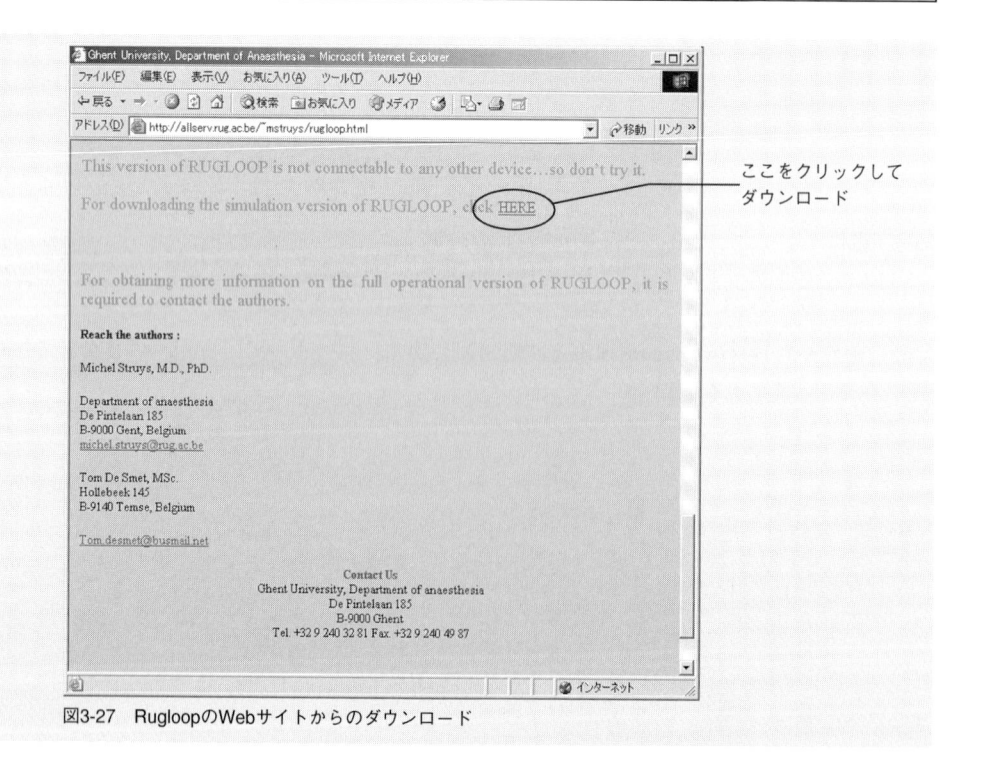

図3-27　RugloopのWebサイトからのダウンロード

▶ソフトウェア解説

ダウンロード

RugloopのWebサイトには，シミュレーションバージョンへのリンクが設定されている．
"For downloading the simulation version of RUGLOOP, click HERE"
と書かれた文章があるので，HEREをクリックするとダウンロードが開始される（図3-27）．マイドキュメント，あるいはデスクトップに適当な名前（**Rugloop**など）をつけたフォルダを新たに作成して，そこにダウンロードするのがよいだろう．

インストール

このシミュレーションバージョン（Rugloop_simulation.exe）は，Rugloop本体の実行型ファイルそのもので，非圧縮である．従って，インストールの作業は不要である．ダウンロードしたファイルのアイコンをダブルクリックするとRugloopが起動する．

使用方法

■1 Rugloopの画面構成

Rugloopを起動すると，ロゴの表示の後，図3-28の画面になる．画面の左半分は動作状況を示す部分で，上から時間，外部機器の動作状態，インフュージョンポンプ（または手動投与）の状態，バイタルサインである．右半分は，起動時にはRugloop使用に関する作者からのメッセージが表示されているが，シミュレーションが開始されるとバイタルサインと薬物濃度のトレンドグラフになる．

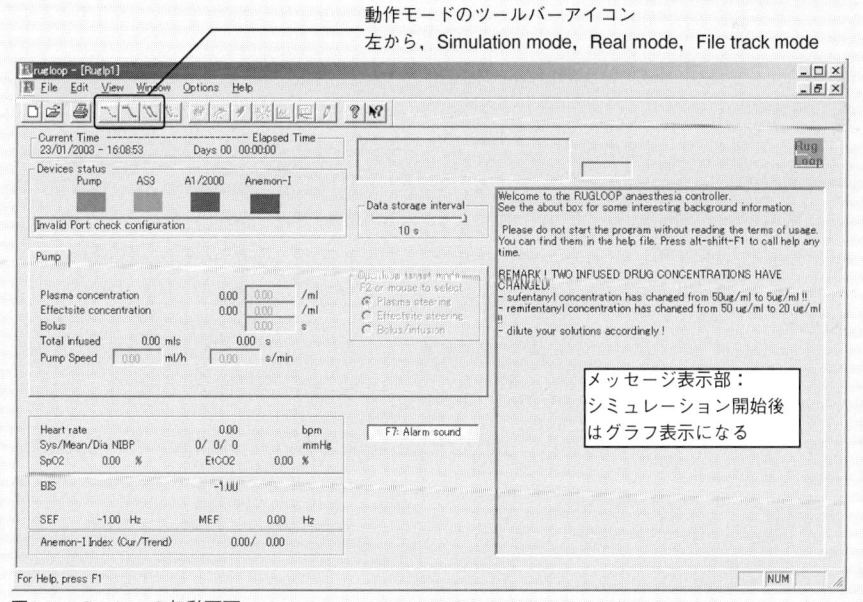

図3-28 Rugloopの起動画面

❷シミュレーションの設定

➡ ツールバーの［Simulation mode］アイコン（図3-28）をクリックするか，または，メニューから，［Options］［Simulation mode］を選択する．画面右のメッセージ表示部の上に，［I agree］と［No］の2つのボタンが表示されるので，メッセージの内容を確認する．

［I agree］ボタンをクリックすると，シミュレーションの詳細設定を行う「Configuration」ダイアログが表示される（図3-29）．

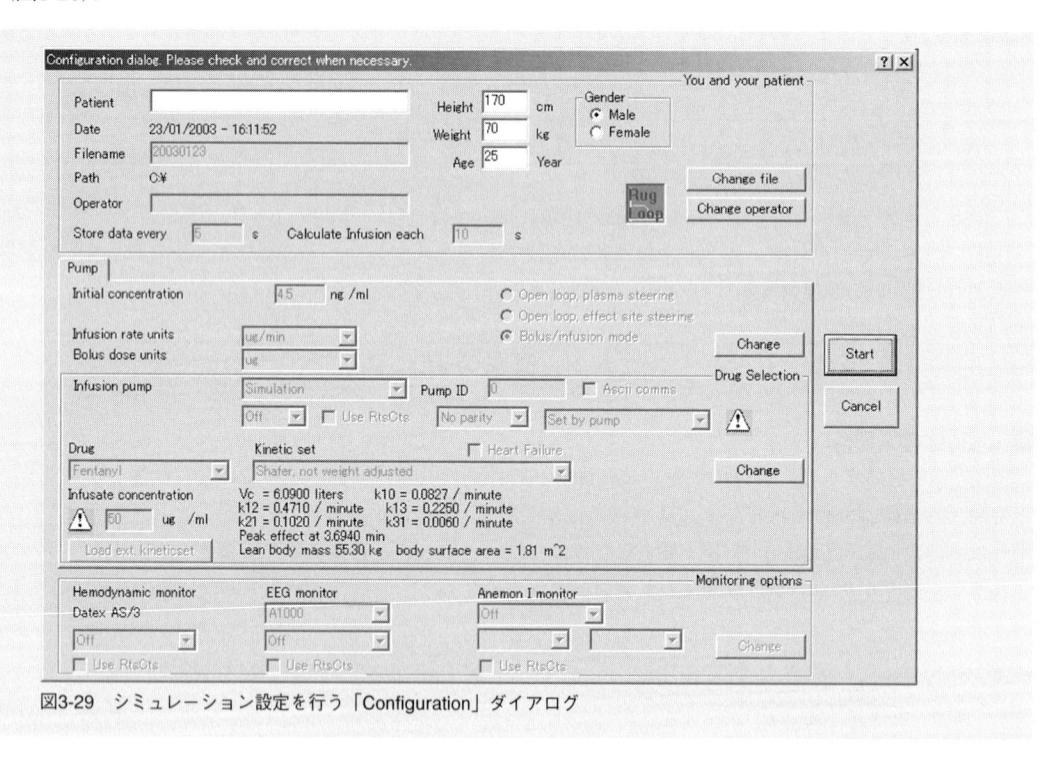

図3-29 シミュレーション設定を行う「Configuration」ダイアログ

「Configuration」ダイアログでは，患者情報，インフュージョンポンプの設定，薬物の選択を行う．Rugloopは，前回終了時の設定情報をWindowsのシステムファイル（レジストリ）に保存している．ダイアログが表示された時点では，各項目には前回値が設定されている．設定内容を変更するには，項目に対応した［Change］，または［Change file］などのボタンをクリックする．変更の後は，再びボタン（変更中はボタンが押された状態になっている）をクリックして作業を終了する．なお，ユーザーが変更できない項目は，ボタンをクリックしてもグレー表示のままである．

2-1 患者情報の設定

身長，体重，年齢，性別を入力する．これらの項目の入力は必須である．［Patient］と［Operator］の入力は，必要がなければ省略してもよい．

2-2 ファイル名の設定

ここでは，シミュレーションの結果を保存するファイル名を設定する．ファイル名は，年月日を示す8文字（例えば，20030214）が既定値で，[Path]で指定されるフォルダに保存される．[Change file]ボタンをクリックすると，「名前を付けて保存」ダイアログが表示されるので，フォルダとファイル名を指定する．

Rugloopのインストール直後では，[Path]はC:¥（1台目のハードディスクのルート）になっている．このまま使用すると，RugloopのデータファイルとC:¥にあるWindowsのシステムファイルが混在してしまうので，最初に，マイドキュメントやデスクトップに適当なフォルダを作成して（Rugloopをダウンロードしたフォルダと同一でもよい），そのフォルダをファイル保存場所に指定しておくのがよい．

2-3 ポンプ情報の設定

このタブには，上下，2つの[Change]ボタンがある．上の[Change]ボタンで投与量の単位と投与モードを選択する．投与量の単位は，ドロップダウンリストから適当なものを選択する．なお，シミュレーションが開始されると単位を変更できない．

投与モードは，[Open loop, plasma steering]（血中濃度によるTCI），[Open loop, effect site steering]（効果部位濃度によるTCI），および[Bolus/infusion mode]（ボーラスと持続静注による濃度予測）の3種類がある．シミュレーションバージョンでは，実際にインフュージョンポンプを接続することはできないが，パソコン上でポンプの動作をシミュレートしてTCIを画面上で体験できる．投与モードはシミュレーションを開始した後でも変更可能である．

もう一つの［Change］ボタンでは，使用する薬物と薬物動態モデルを選択する（図3-30）．Rugloopには19種類の薬物が登録されているので，日常使用する麻酔関連薬をほとんどカバーしている．この薬物リストはSTANPUMPと同じである．薬物リストでexternalを選択すると，外部ファイルから薬物動態パラメータを読み込むことができる[※1]．薬物動態パラメータファイルの書式もSTANPUMPと共通である．書式の詳細については，STANPUMPに同梱されているstanpump.docを参照されたい．

　すべての設定が終了したら，［Start］ボタンをクリックする．「Configuration」ダイアログが閉じて基本画面（図3-28）に戻る．

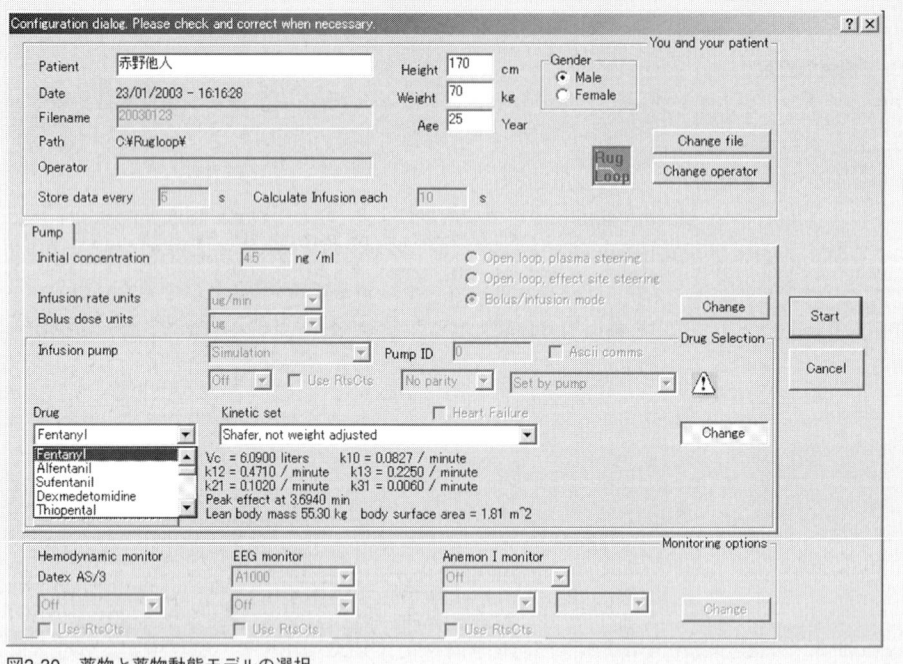

図3-30　薬物と薬物動態モデルの選択

[※1]：Rugloopの外部ファイル読み込み部分にはバグがある．薬物リストでexternalを指定するとエラーメッセージが表示される．エラーメッセージが表示されたら，メッセージのダイアログを閉じて薬物名の下にある［Load ext. kineticset］ボタンをクリックする．ここで表示されるダイアログで薬物動態パラメータのファイル（拡張子の既定値は.KIN）を指定する．

▶ソフトウェア解説

Rugloop

3 シミュレーションの開始

　基本画面の右上部に［Ok］ボタンが表示されるので，それをクリックする．画面のメッセージ表示部がグラフに変更され，［Ok］ボタンに代わって［Start］ボタンが表示される．［Start］ボタンをクリックすると，（実際には機器は接続されていないが）外部機器の状況を示す［Device status］の信号が赤から緑に変化し，シミュレーションが開始される（図3-31）．

　シミュレーションの結果は画面の右部分にあるパネルにグラフ表示される．Rugloopでは，パネルの上部がバイタルサインのトレンド，下部が薬物濃度のトレンドに割り当てられている．外部機器を接続することができないシミュレーションモードでは，薬物濃度のトレンドのみが表示される．

　グラフには，中心コンパートメント濃度が青で，また，効果部位コンパートメント濃度が紫でプロットされる．グラフのスケールはX軸，Y軸とも自動調整される．X軸のスケールは時間で，シミュレーション開始からの経過時間で表現される．X軸の初期値は1分で，時間が経過するごとに増加する．20分以上経過すると，最新の20分間のトレンドが表示される．また，Y軸は濃度で，スケールは濃度の最大値により決定される．

　なお，Rugloopのグラフはスクロール機能がないので，過去にさかのぼって経過を見ることは不可能である．また，グラフに使用されているフォントが小さいため，グラフ上の文字は見やすいとは言えない．

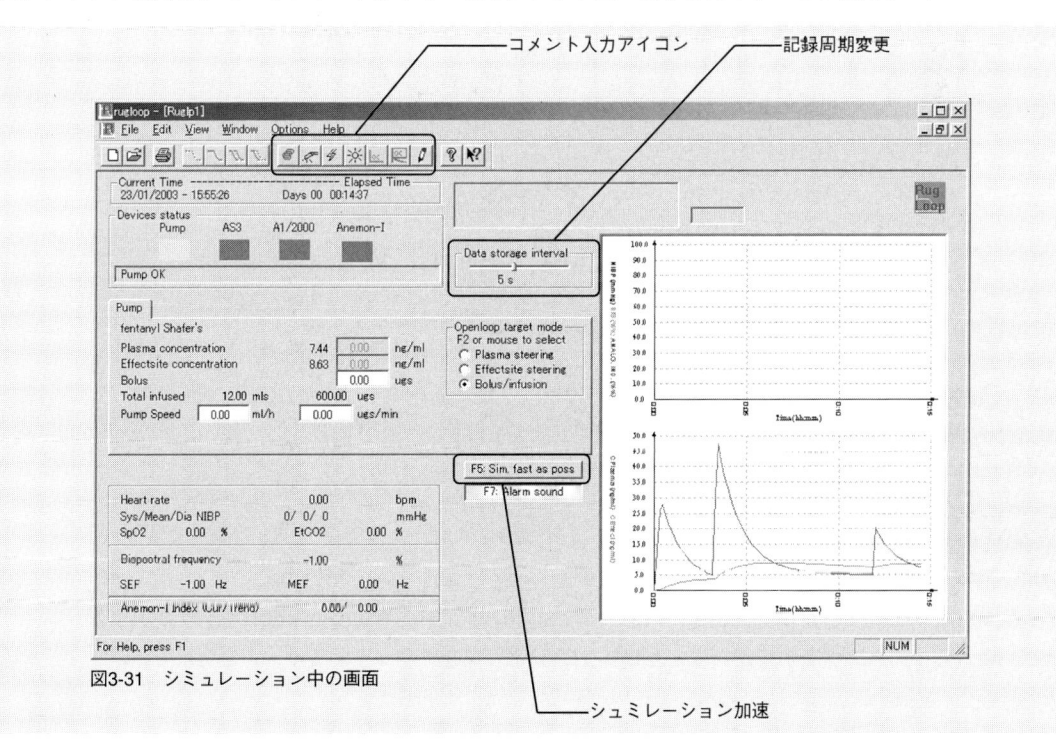

図3-31　シミュレーション中の画面

3-1 薬物のボーラス投与と持続投与量の変更

ボーラス投与や持続投与量の変更は，[Pump]タブにある[Bolus]，あるいは[Pump Speed]のテキストボックスをクリックする．ボックス内が選択された状態になるので，キーボードから数値を入力する．その後，[Enter]キーを押すと設定値が更新される（図3-32）．入力を取り消す場合は[Esc]キーを押す．

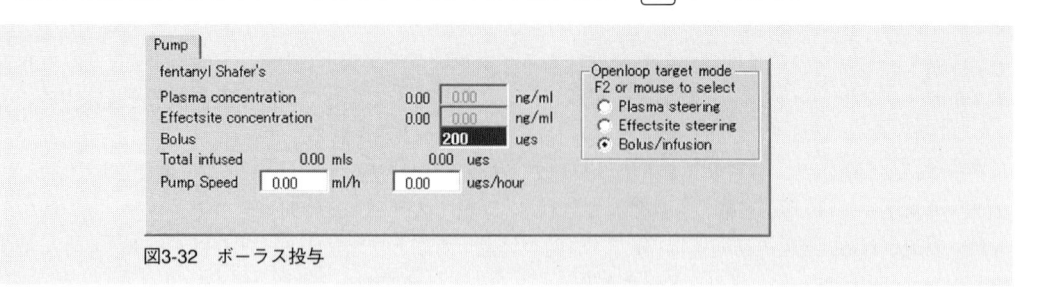

図3-32 ボーラス投与

3-2 投与モードの変更

シミュレーション開始後でも投与モードを変更できる．変更には，[Openloop target mode]のフレームで，目的のモードのラジオボタンをクリックする．モードに対応して，目標濃度のテキストボックスが入力可能になるので，キーボードから数値を入力する（図3-33）．

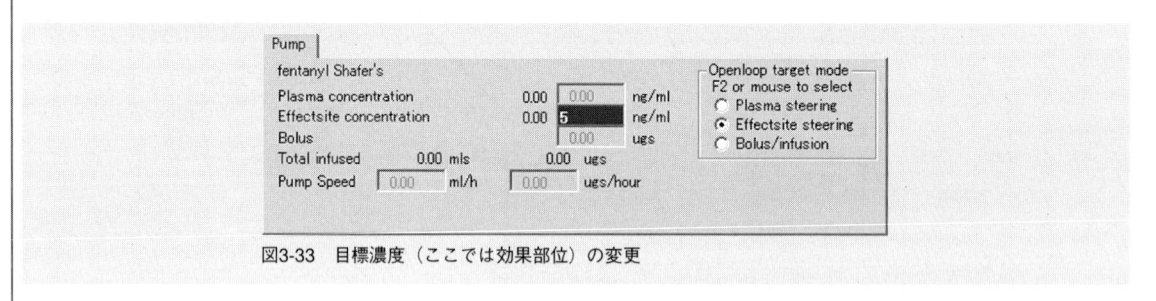

図3-33 目標濃度（ここでは効果部位）の変更

3-3 記録周期の変更

Rugloopの既定値では，シミュレーションの結果を5秒ごとにファイルに記録する．[Data storage interval]スライダを操作すると，記録周期を1秒～10秒の間で変更できる（図3-31）．

3-4 コメントの挿入

ツールバーには，コメントを記録するためのアイコンが配置されている（図3-31）．アイコンは左から，挿管，執刀，電気メス，体動，意識消失，覚醒，その他，に相当する．それぞれのアイコンをクリックするとダイアログが表示される．コメントを編集または入力して[Ok]ボタンをクリックすると，入力した内容がファイルに記録される．

3-5 シミュレーション速度の変更

Rugloopのシミュレーションは実時間で行われる．シミュレーション速度を上げるには，[F5：Sim. fast as poss]ボタンをクリックするか，または，ファンクションキー[F5]を押す．再度ボタンをクリックするか，または，[F5]を押すと実時間のシミュレーションに戻る．

4 シミュレーションの終了

Rugloopでは，シミュレーション終了のアイコンやボタンはない．シミュレーションのウィンドウを閉じるか，または，プログラムを終了するとシミュレーションが終了する．

5 Rugloopの出力ファイル

シミュレーションの結果は，「Configuration」ダイアログで指定したファイルに自動的に保存される．すべてのファイルはテキスト形式で，シミュレーションモードでは拡張子が異なる3種類のファイルが出力される．

your_filename.rgl　…シミュレーション結果（投与情報，濃度など）
your_filename.pk　…シミュレーションに使用した薬物動態モデル
your_filename.err　…エラー情報

拡張子がrglのファイルは，シミュレーション結果をコンマ区切りフォーマットで保存したものである．このファイルはMicrosoft Excelで読むことができ，シミュレーションの結果を表形式やグラフで表示することができる（図3-34）．

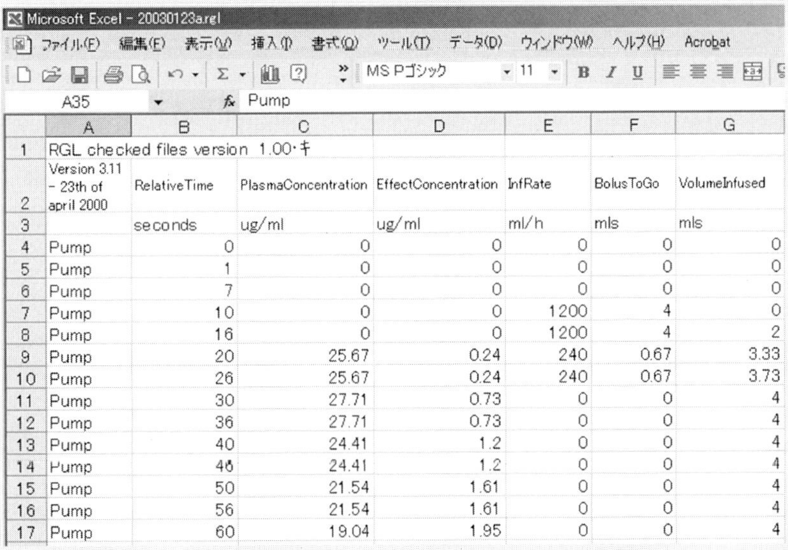

	A	B	C	D	E	F	G
1	RGL checked files version 1.00･ｷ						
2	Version 3.11 - 23th of april 2000	RelativeTime	PlasmaConcentration	EffectConcentration	InfRate	BolusToGo	VolumeInfused
3		seconds	ug/ml	ug/ml	ml/h	mls	mls
4	Pump	0	0	0	0	0	0
5	Pump	1	0	0	0	0	0
6	Pump	7	0	0	0	0	0
7	Pump	10	0	0	1200	4	0
8	Pump	16	0	0	1200	4	2
9	Pump	20	25.67	0.24	240	0.67	3.33
10	Pump	26	25.67	0.24	240	0.67	3.73
11	Pump	30	27.71	0.73	0	0	4
12	Pump	36	27.71	0.73	0	0	4
13	Pump	40	24.41	1.2	0	0	4
14	Pump	46	24.41	1.2	0	0	4
15	Pump	50	21.54	1.61	0	0	4
16	Pump	56	21.54	1.61	0	0	4
17	Pump	60	19.04	1.95	0	0	4

図3-34　Microsoft Excelに読み込んだRugloopのファイル例

6 シミュレーション結果の再現

　保存されたファイルをRugloopに読み込んでシミュレーションを再現することができる．ファイルを読み込むには，ツールバーの［開く］アイコンをクリックするか，または，メニューから［File］➡［Open...］を選択する．表示されるダイアログ（図3-35）で目的のファイルを選択する．

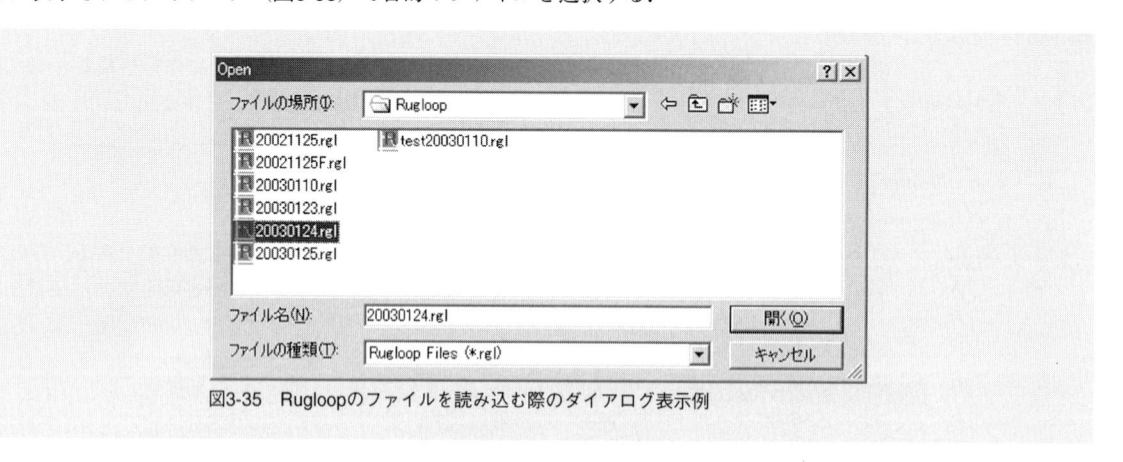

図3-35　Rugloopのファイルを読み込む際のダイアログ表示例

　ファイルが開かれるとシミュレーション画面になる．この時点では，ポンプが停止した状態でシミュレーションは再現されない．押された状態の［F9：Pause infusion］ボタンをクリックして復帰させると，シミュレーションがスタートする（図3-36）．
　なお，Rugloopの起動画面で，ツールバーの［File track mode］アイコンをクリックするか，または，メニューから［Options］➡［Track mode］を選択しても，シミュレーションの再現が可能である[※2]．

※2：この部分にはバグがあり，表示される「ファイルを開く」ダイアログには，Rugloopのファイルが表示されない．この場合，［ファイルの種類（T）］をAll files（*.*）に変更すると，目的のファイルが表示されるようになる．

▶ソフトウェア解説

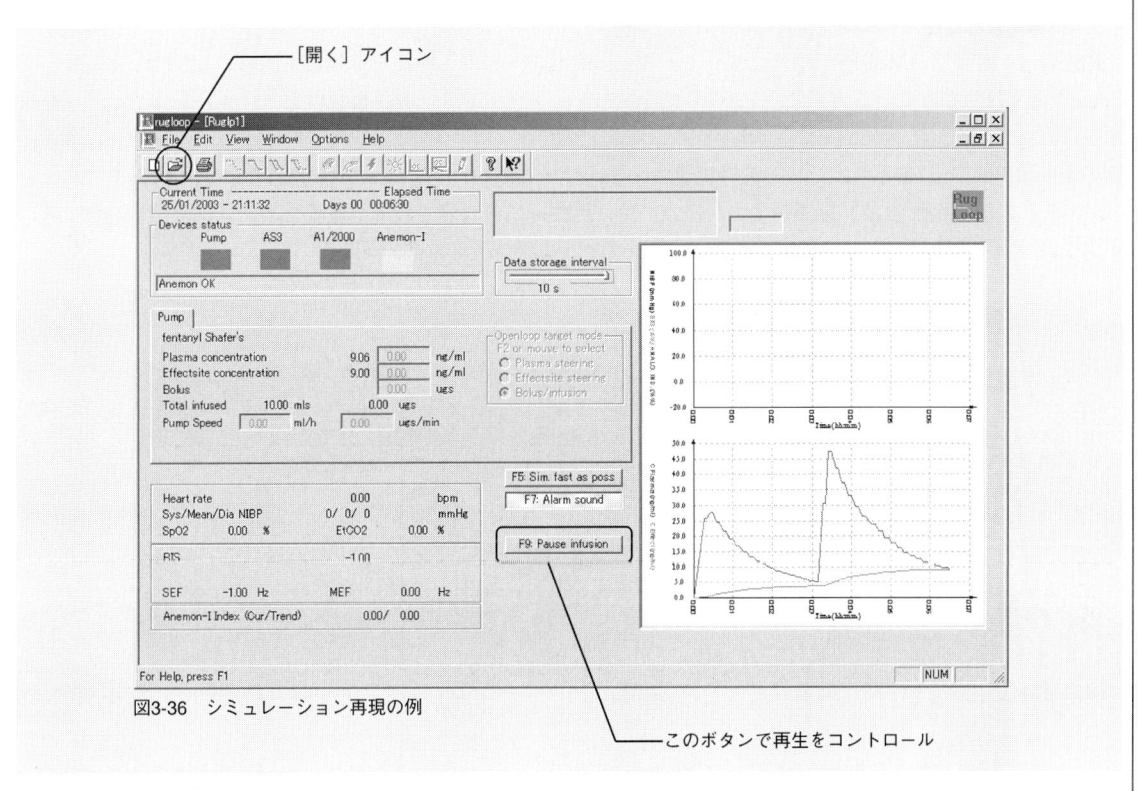

図3-36 シミュレーション再現の例

[開く] アイコン

このボタンで再生をコントロール

7 複数の薬物の同時シミュレーション

Rugloopでは，複数の薬物のシミュレーションを同時に行うことができる．2つ目の薬物を設定するには，[新規作成] アイコン（ツールバーの一番左）をクリックするか，または，メニューから [File] ➡ [New] を選択する．

画面がプログラム起動時に戻るので，前述の手順に沿って，シミュレーションモードを選択し，シミュレーション設定を行う．注意すべき点として，Rugloopは1つのファイルに複数の薬物のシミュレーション結果を記録できない．シミュレーション設定では，それぞれの薬物に対して，別のファイルを指定する必要がある．

7-1 薬物の切り替え

Rugloopの画面は，Multiple Document Interface（MDI）という形式を採用している．MDIは，Microsoft Excelなどで採用されている方式で，1つのアプリケーションウィンドウ内に複数のドキュメントウィンドウを収めることができる．Rugloopでは，それぞれのシミュレーションウィンドウには，「Ruglp1」，「Ruglp2」，といった名前が付けられる．ウィンドウ（薬物）の切り替えをするには，メニューから，［Window］➡［1 Ruglp1］（または，［2 Ruglp2］など）を選択する．あるいは，起動時に最大化されている各ウィンドウを通常のサイズに戻すと，マウスのクリックで表示するウィンドウを選択できるようになる（図3-37）．

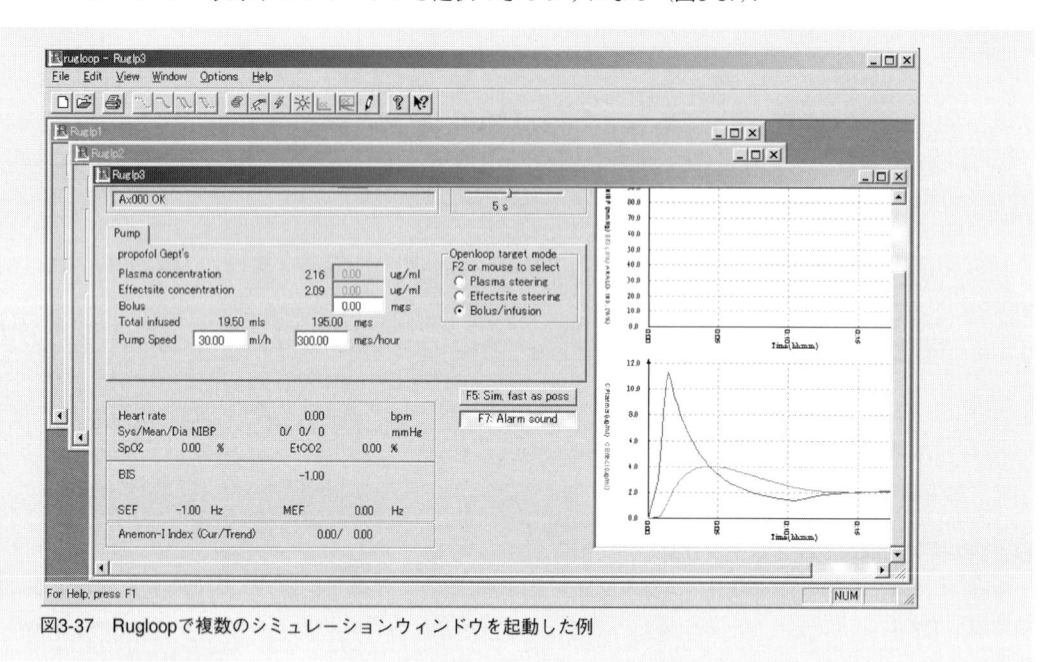

図3-37 Rugloopで複数のシミュレーションウィンドウを起動した例

7-2 効率的な画面表示の方法

Rugloopのシミュレーションウィンドウのサイズは大きいため，パソコン画面上で効率よく表示を行うには工夫がいる．Rugloopでは，それぞれのウィンドウの複製を作成することができるので，この機能を利用する．

まず，最初の薬物（「Ruglp1」ウィンドウ）を選択して，メニューから［Window］➡［New Window］を選択して複製を作成する（［新規作成］と動作が異なるので注意）．この作業により，2つのウィンドウには，それぞれ「Ruglp1:1」と「Ruglp1:2」という名称が付けられる．これら2つのウィンドウの内容は全く同じである．同様に，2つ目の薬物のウィンドウを選択して，このウィンドウの複製も作成する．

ウィンドウを通常のサイズに戻して，4つのウィンドウをバランスよく配置する．この場合，メニューから［Window］➡［Tile］を選択して，まず4つのウィンドウの大きさを合わせ，その後にサイズを微調整すると作業が容易になる．次に，それぞれの薬物に対して，オリジナルのウィンドウ（「Ruglp1:1」，「Ruglp2:1」）に投与量をコントロールする［Pump］のパネルが，また，複製のウィンドウ（「Ruglp1:2」，「Ruglp2:2」）にトレンドグラフが表示されるように，スクロールバーを調整する（図3-38）．このようにすれば，2種類の薬物のそれぞれの投与パネルと濃度のグラフが，ウィンドウを切り替えなくてもパソコン画面内に表示できるようになる．

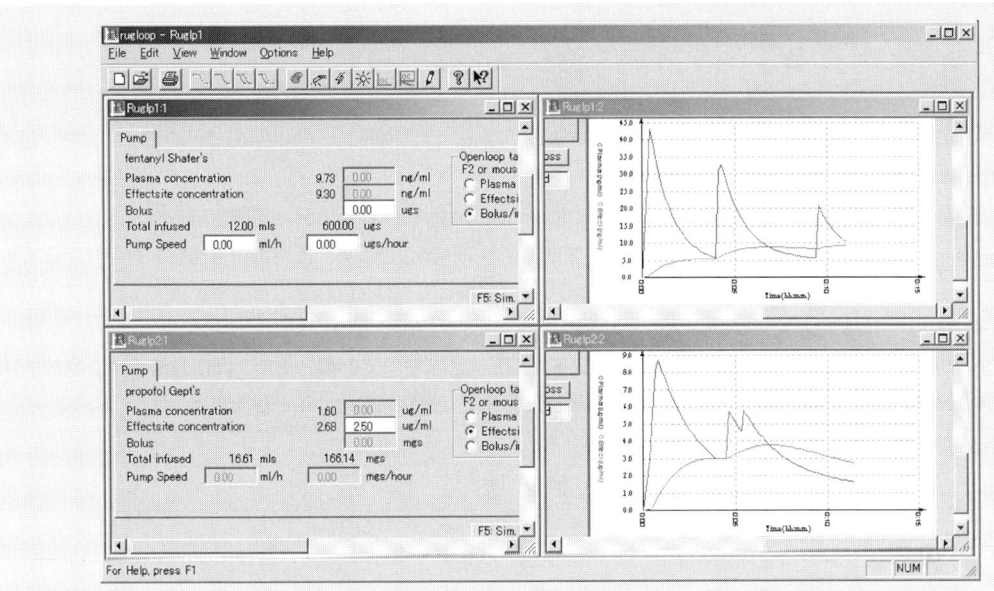

図3-38 フェンタニル（上段）とプロポフォール（下段）を同時にシミュレーションした例

7-3 複数のRugloopを起動

同時に2つ以上のRugloopを起動することが可能である．この機能を使用しても，2種類以上の薬物の同時シミュレーションが実行できる．ただし，この場合は起動しているすべてのRugloopで，ウィンドウ名が「Ruglp1」になることに注意する必要がある．

RugloopⅡについて

Rugloopは現在のバージョンが最後であることが表明されているが，Rugloopを発展させたソフトウェアとして，RugloopⅡが発表されている．RugloopⅡは，TCIだけでなく，統合的な麻酔データ管理用ソフトウェアとして位置づけされている．具体的には，複数のインフュージョンポンプを制御する機能の追加や，Rugloopで対応しているモニター以外にも，多くの機種（GE Marquette Solarシリーズ，Philips CMSシリーズなど）からデータを収集することが可能であるなど，研究用のデータ記録システムに必要な機能が実装されている．

RugloopⅡの開発と販売は，Rugloopの共同開発者によるベンチャー企業（DEMED社, http://www.dcmcd.bc)が行っており，詳細情報はWebページより入手できる．

BeConSim

O S：Windows 98／ME／2000／XP
Author：増井健一（山梨大学医学部麻酔科）
Ver.：4.3.87β

http://www.masuinet.com/

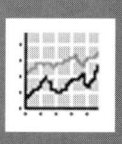

BeConSimとは

　BeConSim（Blood and Effect-Site Concentrations Simulator）はWindows用静脈麻酔シミュレーションソフトである．プロポフォールとフェンタニルの血中濃度および効果部位濃度を，薬剤の投与速度・投与量から推測し表示する．インフュージョンポンプ（Graseby 3500）を接続してTCIを行なうこともできる．プロポフォールの薬物動態パラメータの初期設定にはDiprifusorと同じパラメータを採用している．

　BeConSimの操作パネルはインフュージョンポンプを意識して作成されている．また，操作方法はインフュージョンポンプの接続の有無に関わらず同様である．基本操作は容易で，直感的に行うことができる．

入手方法

　BeConSimの最新バージョンはhttp://www.masuinet.com/からダウンロードで入手できる．

インストールと初期設定

　ダウンロードした，自己解凍形式のbeconsim4387（数字はソフトウェアのバージョンによって異なる）というファイルを，あらかじめ適当なフォルダに入れておく．ここではデスクトップ上に作成したBCSフォルダ（図3-39）を使用する．

1 インストール

　beconsim4387のアイコン（図3-39）をダブルクリックすると，「解凍先の指定」ダイアログで指定するフォルダにファイルが展開される．展開されたファイルのうちsetup（セットアップファイル）をダブルクリックするとインストールが開始される（図3-40）．

　画面の指示通りに操作を行なえばインストールが完了する．

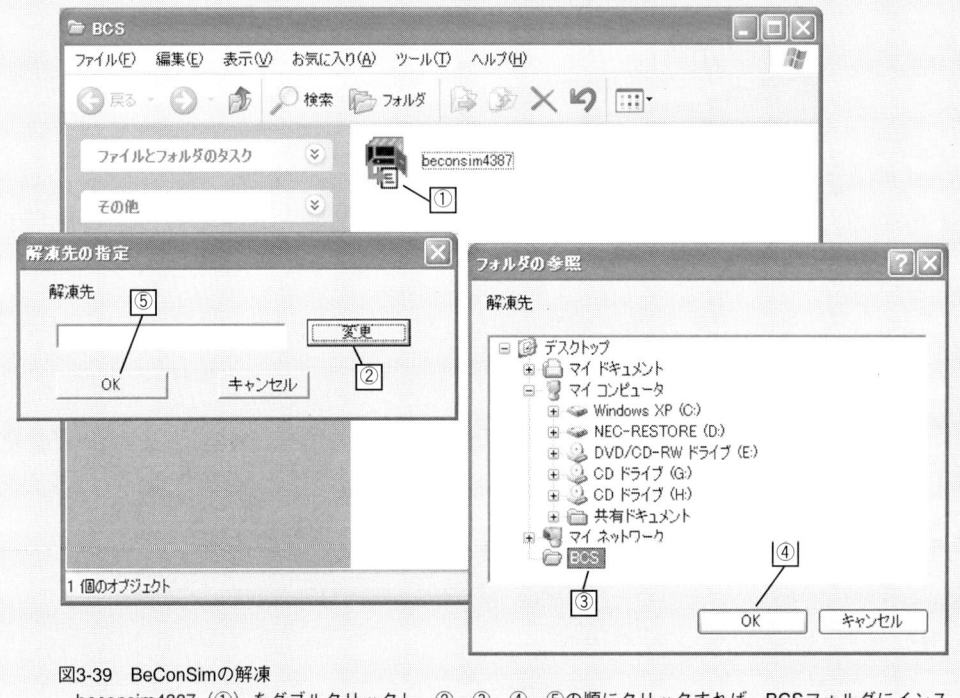

▶ソフトウェア解説

BeConSim

図3-39 BeConSimの解凍
　beconsim4387（①）をダブルクリックし，②，③，④，⑤の順にクリックすれば，BCSフォルダにインストールに必要なファイルが展開される．

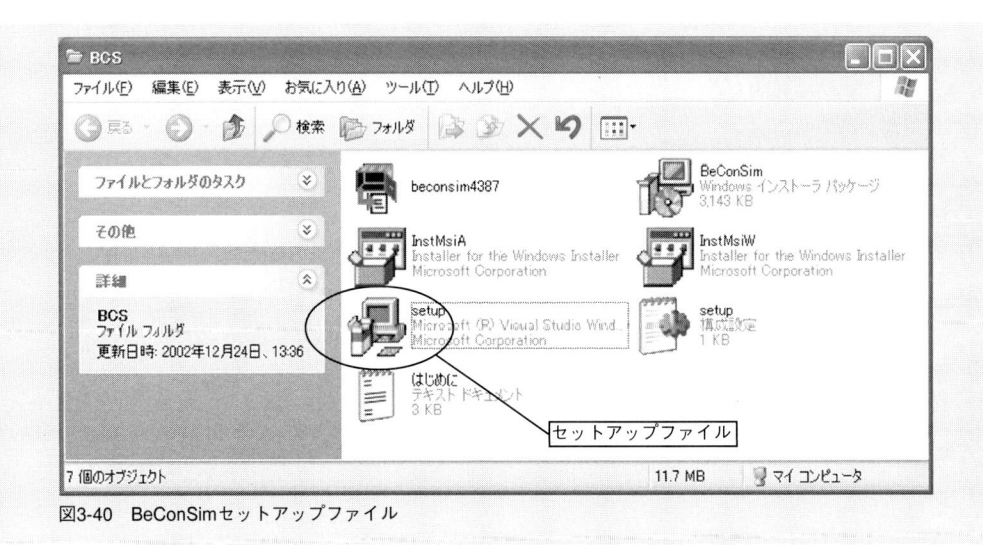

図3-40 BeConSimセットアップファイル

67

2 起動

Windowsのデスクトップにある［スタート］をクリックし，［すべてのプログラム］➡［BeConSim］の順にマウスカーソルを合わせる．表示された［BeConSim4.3.87β］をクリックすればBeConSim4.3.87βが起動する．

3 ライセンス登録

BeConSimの機能をすべて使用するにはライセンス登録（無料）が必要である．登録を行なわない場合，①データの保存ができない，②Palmacokinetics（第3章Palmacokineticsの項参照）のログデータを利用できない，③5分間でソフトが自動的に終了する，という機能制限を受ける．ライセンス登録には，ユーザー名，メールアドレス，ライセンスキーが必要である．ライセンスキーはユーザー名，メールアドレス，所属施設を記入したメールをinfo@masuinet.com宛に送るとメールにて配信される．なお，携帯電話やフリーメールのメールアドレスでは登録を受け付けていない．ライセンスキーを入手したら，BeConSimを起動して以下の手順でライセンス登録を行なう．

BeConSimのメイン画面から［ヘルプ］➡［ライセンス登録］を選択すると，「登録」ダイアログが表示される．ユーザー名，メールアドレス，ライセンスキーを入力し［登録］ボタンをクリックすれば，ライセンス登録が完了する（図3-41）．

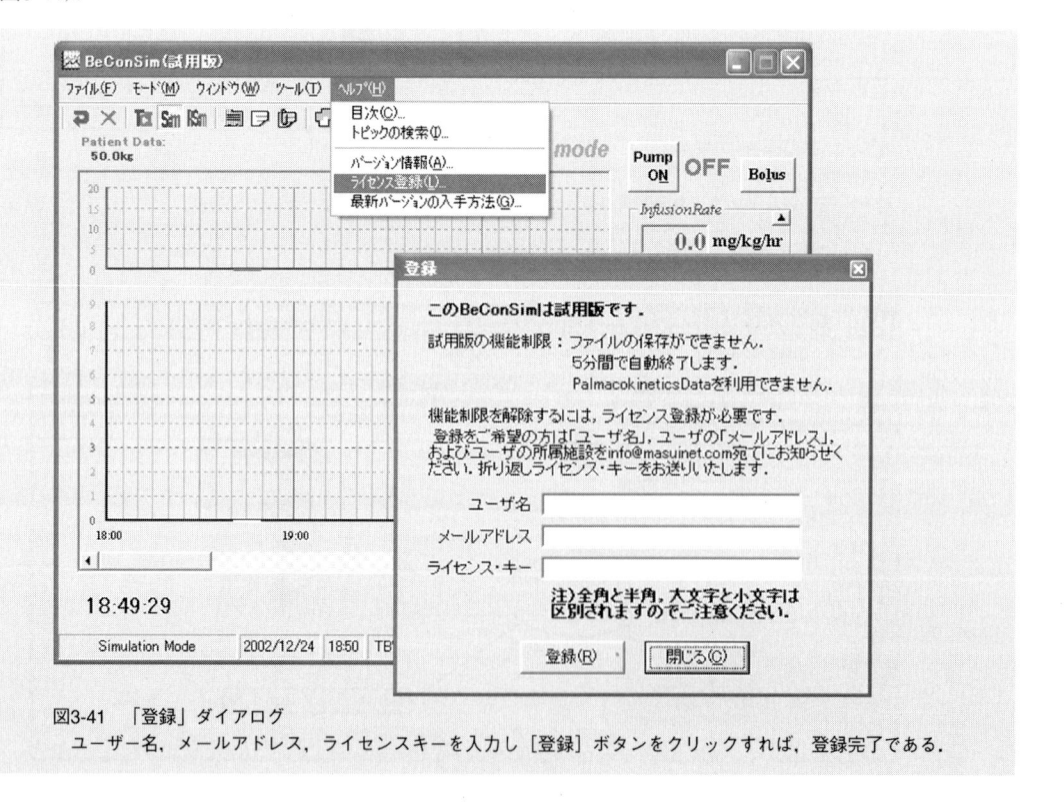

図3-41 「登録」ダイアログ
ユーザー名，メールアドレス，ライセンスキーを入力し［登録］ボタンをクリックすれば，登録完了である．

基本的な使用方法

実際に使用する流れに沿って，基本的な使い方を紹介する．

1 動作モード

BeConSimの動作モードには，インフュージョンポンプをパソコンで操作できる「TCIモード」と，パソコン単体でプロポフォール濃度をシミュレーションする「シミュレーションモード」「高速シミュレーションモード」の3つがある．

「TCIモード」を行う場合には，あらかじめパソコンにインフュージョンポンプを接続し，BeConSimを起動する．対応しているインフュージョンポンプはGraseby 3500，Graseby 3500 TCIのみである．パソコンとインフュージョンポンプとの接続にはRS-232Cのクロスケーブルを使用する（接続についての詳細は第2章参照）．

BeConSimを起動すると，起動画面表示の後，インフュージョンポンプがパソコンに接続されているかどうか自動的にチェックされる（図3-42）．チェックが終了するまでそのままにしておくか，［シミュレーションモードで開始］ボタンをクリックすると，「患者データ」ダイアログが表示される（図3-43）．データを入力し［OK］ボタンをクリックすれば，薬物動態シミュレーションの開始となる．

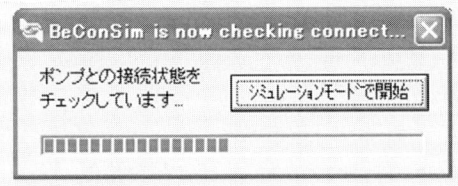

図3-42　「接続チェック」ウィンドウ

インフュージョンポンプが正しく接続されているかどうかを自動判定する．［シミュレーションモードで開始］ボタンをクリックすると，接続チェックを中止し，シミュレーションモードでBeConSimが開始される．

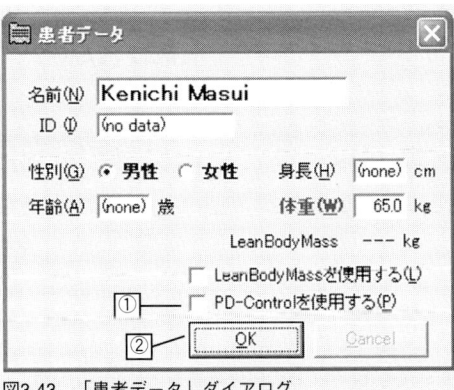

図3-43　「患者データ」ダイアログ

必要事項を入力して［OK］ボタンをクリックすると，薬物濃度のシミュレーションが開始される．必須入力項目は体重のみ．
　LeanBodyMassを使用する場合は，①をチェックする．性別，身長，体重が必須となる．
　PD-Controlを使用する場合は②をチェックする．年齢が必須となる．

2 メイン画面

　メイン画面（図3-44）は，左側のグラフ表示部分と，右側の操作部分に分けられる．グラフ部分の上部はプロポフォール投与速度，下部は予測血中濃度と予測効果部位濃度である．
　メイン画面が表示されたら図3-44①の動作モードを確認する．インフュージョンポンプがパソコンに認識されている場合はTCIモードで起動する．その場合は，図3-44①の位置に「TCI mode」と表示されていることを確認する．インフュージョンポンプが接続されていないか，接続のチェックを中止した場合はシミュレーションモードで起動し，図3-44①に「Sim mode」と表示される．
　TCIモードで使用するためにインフュージョンポンプを接続してからBeConSimを起動したにも関わらず，シミュレーションモードになってしまったときは，次のようにしてモードの変更を行う．インフュージョンポンプとパソコンが正しく接続されていることを確認した後に，［モード］メニューから［TCIモード］を選択するか（図3-45左），ツールバーにある［TCI］アイコンをクリックする（図3-45右）．BeConSimがインフュージョンポンプとの正常な接続を確認すれば，図3-44①の表示が「TCI mode」に変わる．

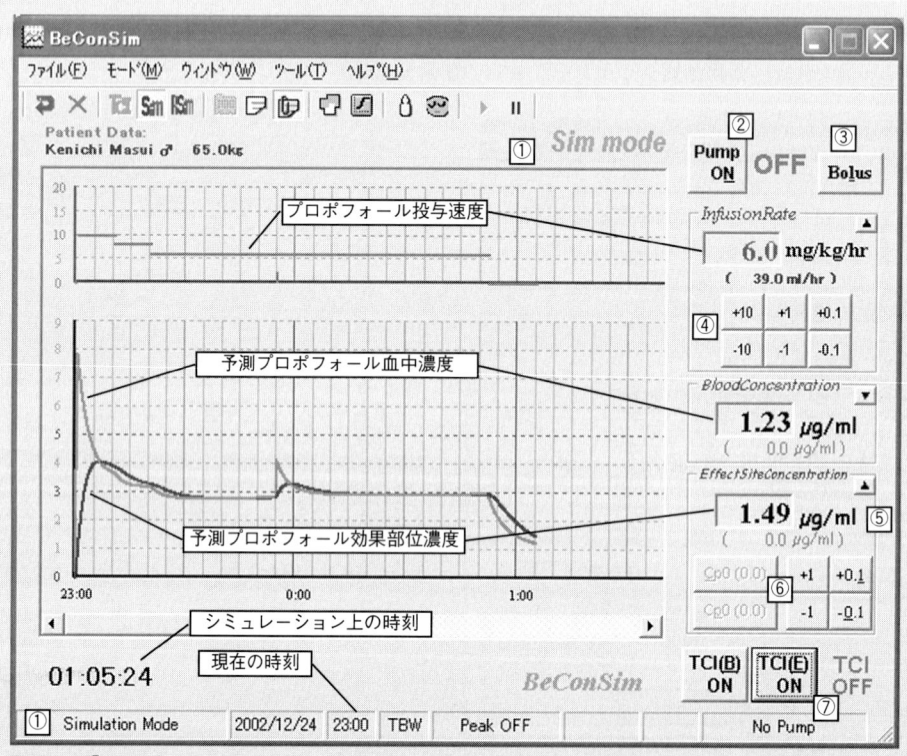

図3-44　「メイン」ウィンドウ
　①モード，②PumpONボタン，③Bolusボタン，④InfusionRate枠，⑤BloodConcentration枠，
　⑥EffectSiteConcentration枠，⑦TCIボタン

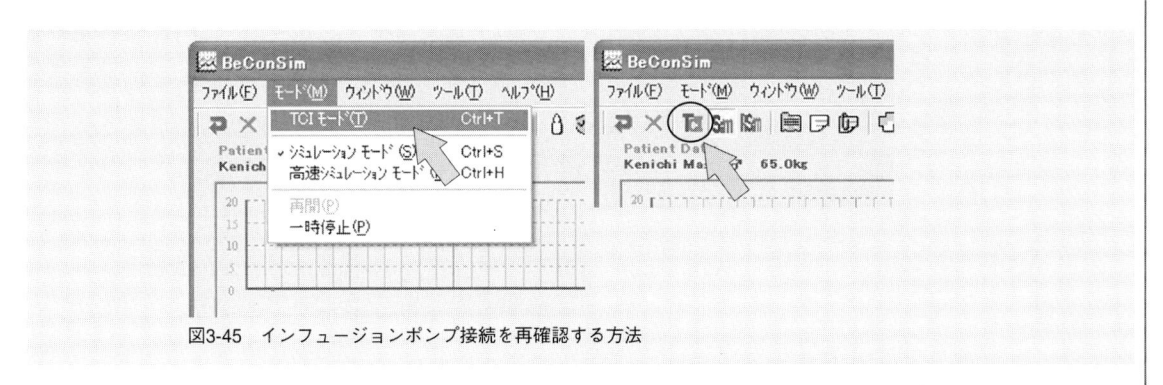

▶ソフトウェア解説

図3-45 インフュージョンポンプ接続を再確認する方法

BeConSimのプロポフォール投与方法には，一定速度の投与と，TCIによる投与がある．TCIのターゲットには血中濃度，効果部位濃度のどちらかを選択する．

❸一定速度投与でのシミュレーション

［例］フェンタニル100μgとプロポフォール1.5mg/kgをボーラス投与し，プロポフォールを8mg/kg/hrで投与開始

操作方法：まず，フェンタニルウィンドウを開く．［ウィンドウ］メニューから［フェンタニルウィンドウ］を選択するか（図3-46左），ツールバーにある（アンプルの絵の）アイコンをクリックする（図3-46右）．

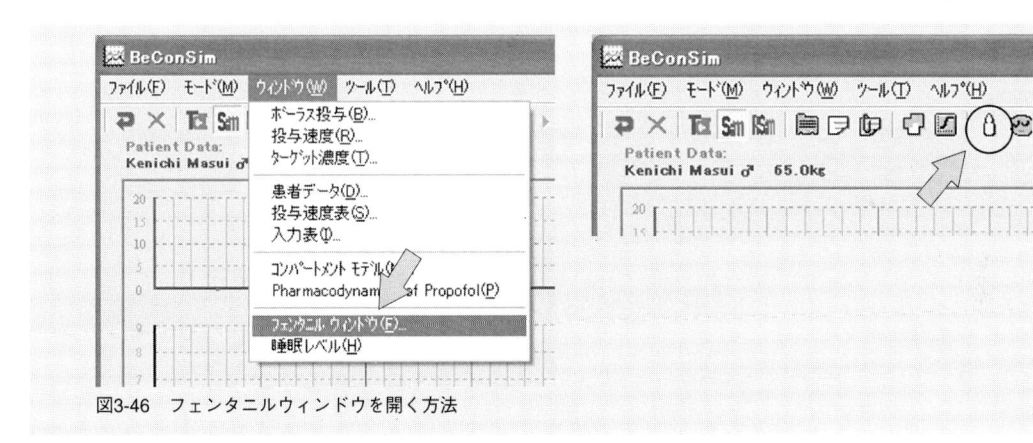

図3-46 フェンタニルウィンドウを開く方法

フェンタニルウィンドウの［100ug］ボタンをクリックするか（図3-47左），テキストエリアに半角の数字で100と入力して［ug］ボタンをクリックすると（図3-47右），フェンタニルが100μgボーラス投与されたシミュレーションを開始する．

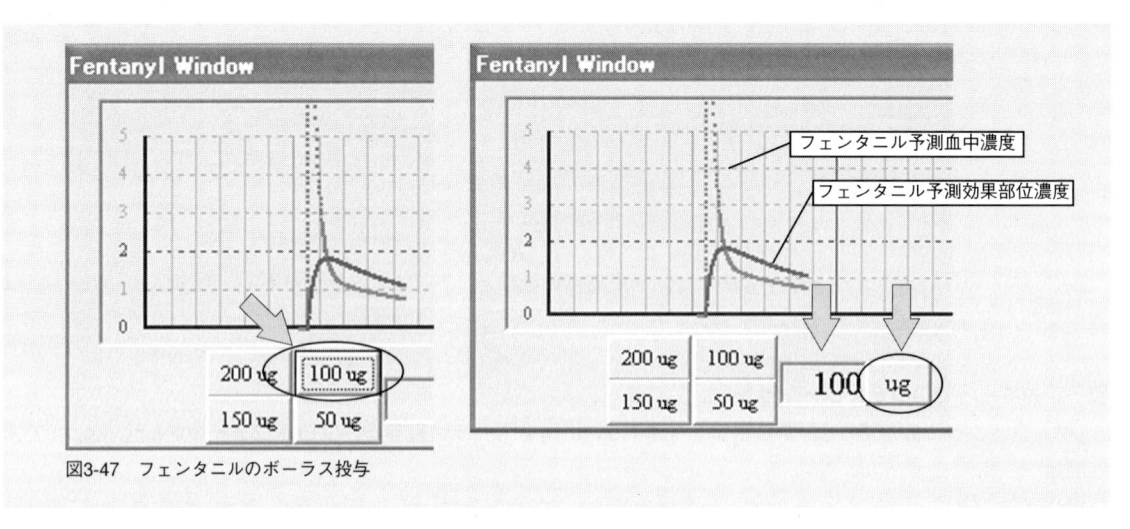

図3-47　フェンタニルのボーラス投与

次にプロポフォール投与速度を8mg/kg/hrに設定する．メイン画面の［InfusionRate］枠（図3-44④）を図3-48のように操作する．

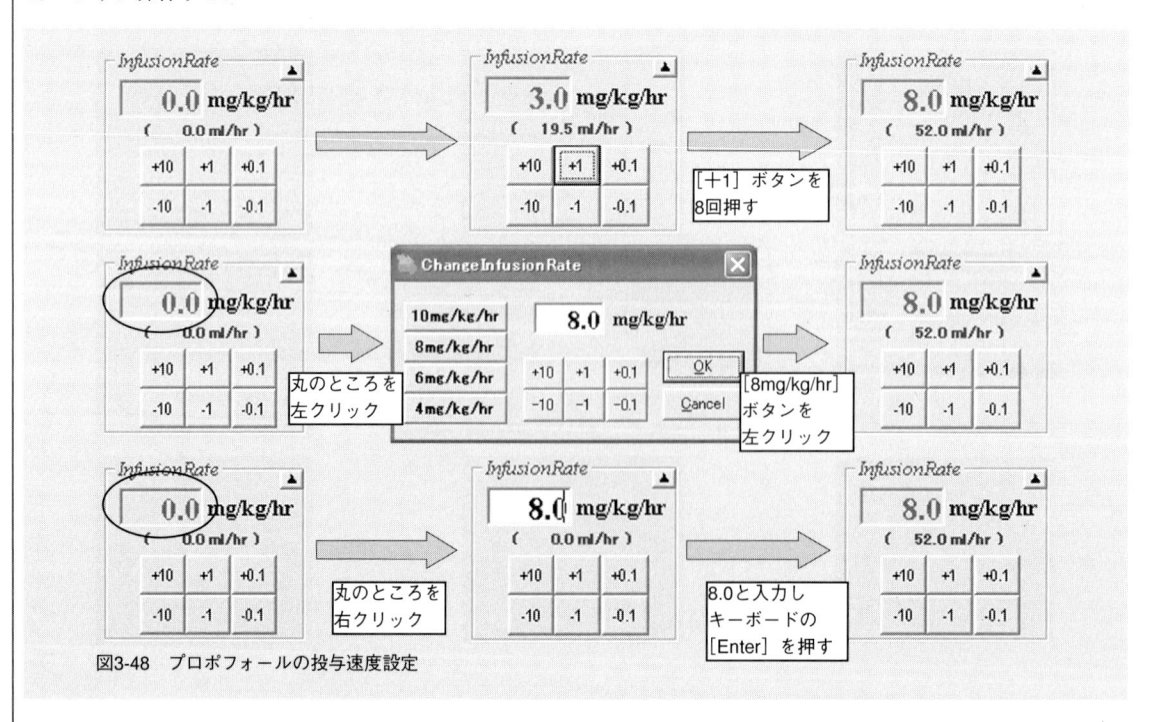

図3-48　プロポフォールの投与速度設定

▶ソフトウェア解説

投与速度の設定が終わったら，プロポフォール1.5mg/kgのボーラス投与を行なう．
　メイン画面の［Bolus］ボタン（図3-44③）をクリックすると，「Bolus Injection」ダイアログが開く（図3-49上）．［1.5mg/kg］ボタンをクリックすれば1.5mg/kgのボーラス投与が始まる．ボーラス終了後，8mg/kg/hrでの持続投与を自動的に開始する．

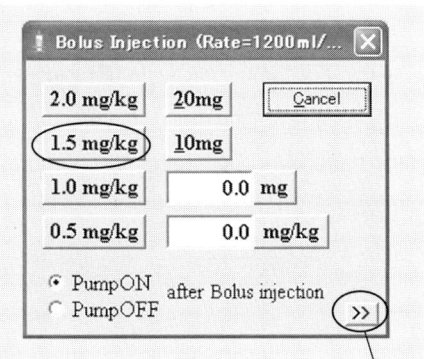

　　　　　　　　　　　　　　　　　　　　　　　　［1.5mg/kg］ボタンをクリックすれば，1.5mg/kg
　　　　　　　　　　　　　　　　　　　　　　　のボーラス投与が始まる．
　　　　　　　　　　　　　　　　　　　　　　　　ダイアログ下部のPumpON, PumpOFFで，ボーラ
　　　　　　　　　　　　　　　　　　　　　　　ス投与後の持続投与ON,OFFを選ぶこともできる．
　　　　　　　　　　　　　　　　　　　　　　　Bolusダイアログを開く前にPumpONのときには
　　　　　　　　　　　　　　　　　　　　　　　PumpON，開く前にPumpOFFのときにはPumpOFF
　　　　　　　　　　　　　　　　　　　　　　　が選択される．プロポフォールの効果部位濃度が0
　　　　　　　　　　　　　　　　　　　　　　　のときには，Bolusダイアログを開く前の状態に関
　　　　　　　　　　　　　　　　　　　　　　　わらず，PumpONが選択される．

ここをクリックすると，ダイアログが大きくなる

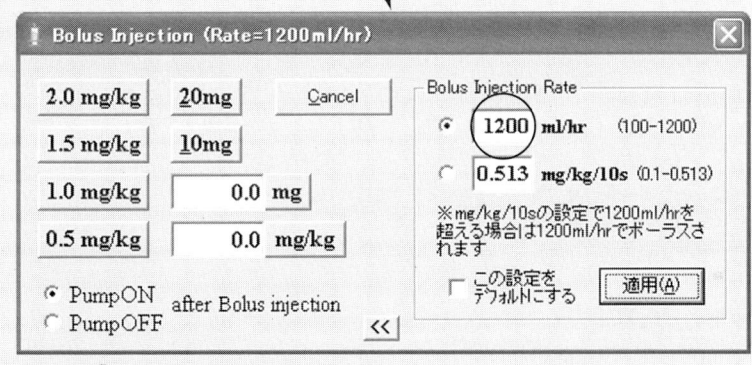

図3-49　「Bolus Injection」ダイアログ
　ダイアログ右側にある［Bolus Injection Rate］枠内では，インフュージョンポンプの最高投与速度を設定できる．初期設定では1200ml/hrを最高としているが，上図の1200のところに600と入力して［適用］ボタンをクリックすれば，最高投与速度は600ml/hrとなる．枠内にある「この設定をデフォルトにする」左横の四角をクリックし，チェックマークを表示させてから［適用］ボタンをクリックすると，600ml/hrの設定が次回のBeConSim起動時にも適用される．

4 血中濃度をターゲットとしたTCI

［例］目標濃度を3.5μg/mlとしてTCIを開始

操作方法：まずTCIの設定濃度を3.5μg/mlに設定する．メイン画面の［BloodConcentration］枠（図3-44⑥）を図3-50のように操作する．

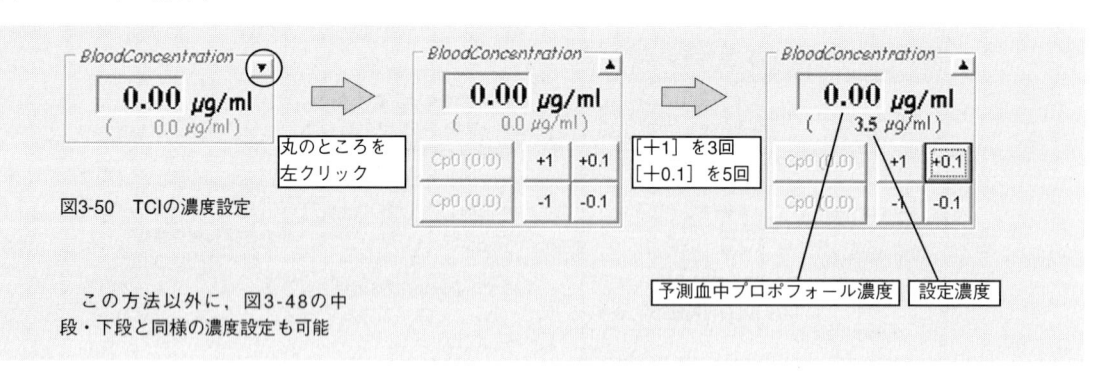

図3-50 TCIの濃度設定

丸のところを左クリック

［+1］を3回
［+0.1］を5回

予測血中プロポフォール濃度　設定濃度

この方法以外に，図3-48の中段・下段と同様の濃度設定も可能

濃度を設定したら，プロポフォールの投与を開始する．メイン画面右下（図3-44⑦）の［TCI（B）］ボタンが押されていることを確認する（図3-51左）．［TCI（B）］ボタンが押されていないときは（図3-51中，右）［TCI（B）］ボタンを押す．その後，［PumpON］ボタン（図3-44②）をクリックすれば血中濃度TCIの開始となる．

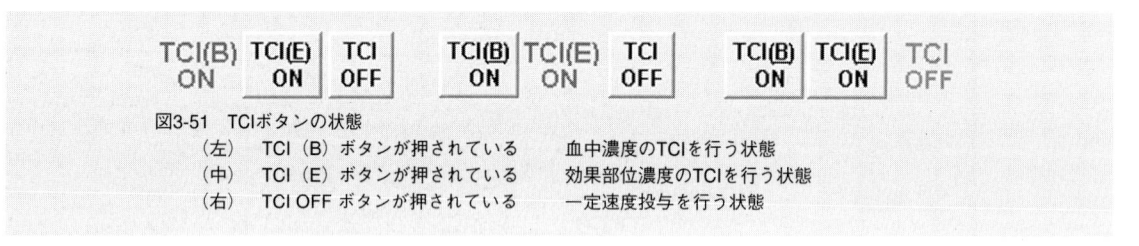

図3-51 TCIボタンの状態
- （左）　TCI（B）ボタンが押されている　　血中濃度のTCIを行う状態
- （中）　TCI（E）ボタンが押されている　　効果部位濃度のTCIを行う状態
- （右）　TCI OFFボタンが押されている　　一定速度投与を行う状態

5 効果部位濃度をターゲットとしたTCI

［例］目標濃度を3.0μg/mlとしてTCIを開始

操作方法：まずTCIの設定濃度を3.0μg/mlに設定する．メイン画面の［EffectSiteConcentration］枠（図3-44⑤）を図3-50と同様に操作する．濃度を設定したら，［TCI（E）］ボタンを押す（図3-51中）．［PumpON］ボタン（図3-44②）をクリックすれば効果部位濃度TCIが開始される．

具体的な応用

1 挿管前後の血圧変動を少なくするための麻酔導入方法

症例：76歳男性．未破裂脳動脈瘤でクリッピング術の予定．高血圧，狭心症の既往．

未破裂脳動脈瘤や胸部・腹部大動脈瘤で虚血性心疾患を合併している患者の麻酔導入では，喉頭展開中の血圧上昇や挿管後の血圧低下を少なくすることが望ましい．ここでは，BeConSimを使って麻酔導入時の血圧変動を少なくする方法を紹介する．

【導入例その1】血中濃度のTCIを使用した導入

まず，フェンタニルを$2\mu g/kg$程度静注する．その後，プロポフォールの設定濃度を$3\mu g/ml$前後として就眠を得，ベクロニウムを投与する．挿管する30秒ほど前に20mg前後ボーラス投与してから，挿管操作を行う．

BeConSimでは，TCIの最中でも［Bolus］ボタン（図3-44③）をクリックして「Bolus Injection」ダイアログ（図3-49）を操作することにより，簡単にボーラス投与を行うことができる（図3-52上）．

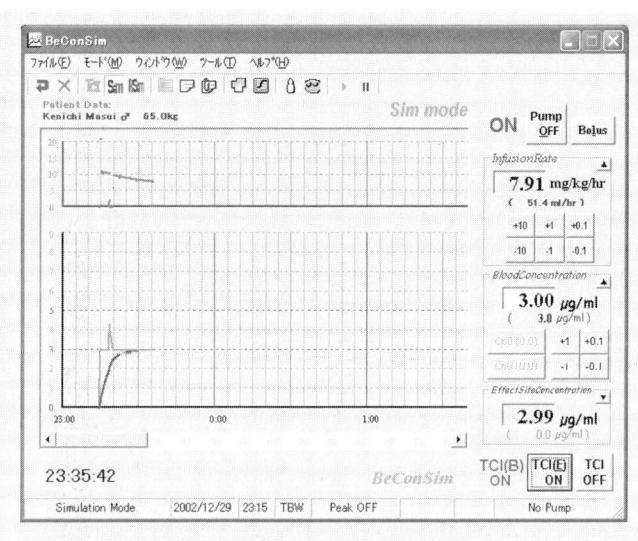

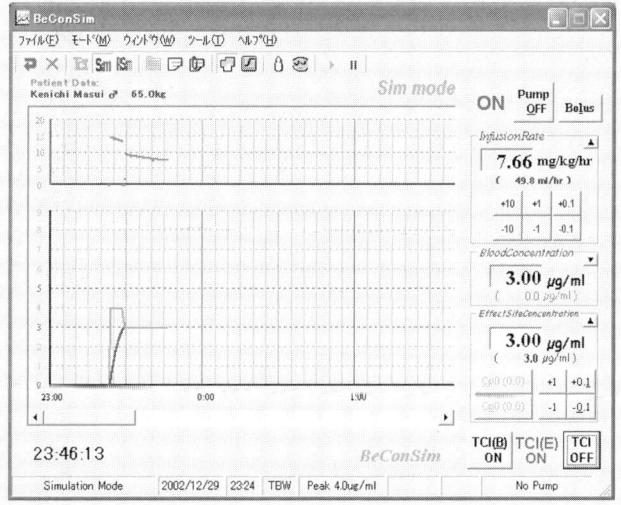

図3-52 （上）導入例その1，（下）導入例その2

【導入例その2】効果部位濃度のTCIを使用した導入（図3-52下）

効果部位濃度のTCIでは，初期設定を変更すると麻酔導入時の循環変動を抑えることができる．

まず，「Bolus Injection」ダイアログで最高注入速度を400ないし600ml/hrに変更し（図3-49下），［Cancel］ボ

タンを左クリックして「Bolus Injection」ダイアログを閉じる．次に，メイン画面のメニューから［ツール］➡
［オプション］をクリックすると，「オプション」ダイアログが開く．［TCI］タブをクリックすると図3-53の画面になるので，図のように設定する．

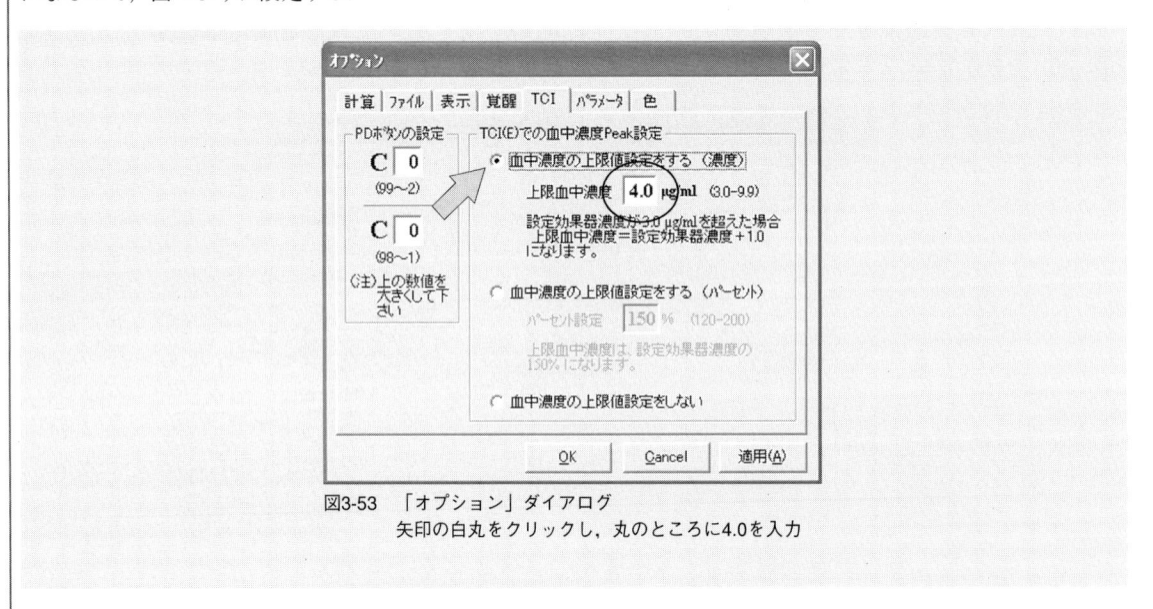

図3-53　「オプション」ダイアログ
矢印の白丸をクリックし，丸のところに4.0を入力

設定が終了したら，まず，フェンタニルを2μg/kg程度静注する．その後，プロポフォールの設定濃度を3μg/ml前後として投与を開始し，ベクロニウムを投与する．挿管する30秒ほど前に20mg前後ボーラス投与してから，挿管操作を開始する．

もちろん患者の状態によって設定濃度を変える必要がある．例えば高齢で脱水のある患者では設定濃度を下げた方が良いだろう．

▶ソフトウェア解説

BeConSim

2 麻酔終了後のシミュレーション ── Palmacokineticsとの連携 ──

麻酔記録をもとに計算したプロポフォール濃度を，症例の検討に使うことがあるだろう．BeConSimでは数値を入力して行なうシミュレーション以外に，Palm用静脈麻酔シミュレーションソフトであるPalmacokinetics（第3章Palmacokineticsの項参照）のデータを用いてシミュレーションができる．PalmacokineticsとBeConSimの連携で，術後の症例検討をスムーズに行える．

Palmcokineticsログデータ（投与記録）の利用方法

(1) Palm Desktopでメモ帳を開き，*Palmacokinetics - Logをダブルクリックする（図3-54左）．

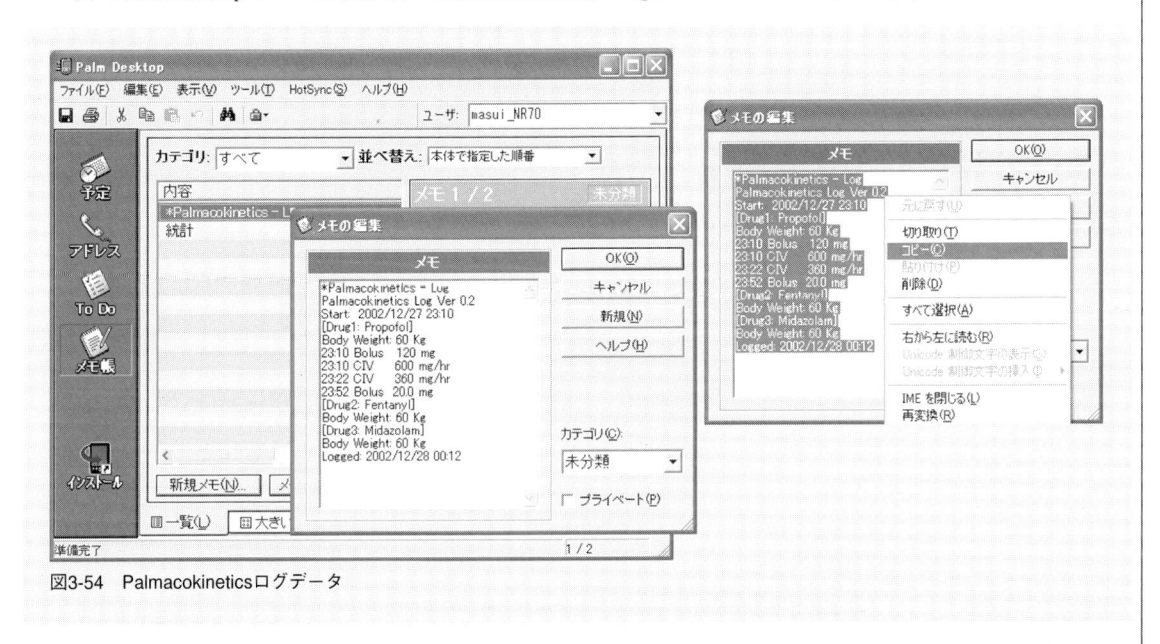

図3-54　Palmacokineticsログデータ

(2) 「メモの編集」ダイアログ内の投与データすべてをマウスで選択する．選択されている部分を右クリックしてコンテキストメニューを表示し，[コピー] を左クリックする（図3-54右）．

(3) BeConSimの入力表アイコンを左クリックする（図3-55左）．表示された「Input Table」ダイアログで［ファイル］➡［Palmacokinetics Data］を選択する（図3-55右）．

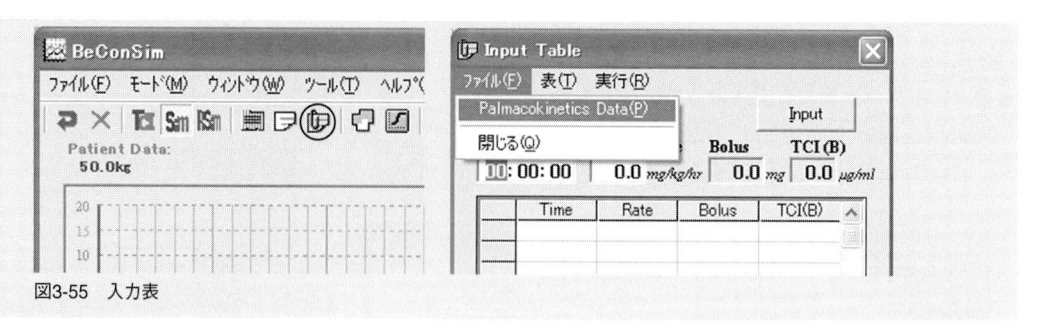

図3-55 入力表

(4) 表示された「Palmacokinetics Data」ダイアログのテキストボックスを右クリックし，［貼り付け］を左クリックする（図3-56左）．テキストボックスとは「ここにデータを貼り付けてください」の下にある白い四角部分のことである．

(5) ログデータが正しく貼り付けられたことを確認し，［Import Data］ボタンをクリックする（図3-55右上）．確認のダイアログ（図3-56右下）が表示されるので，［OK］ボタンをクリックする．

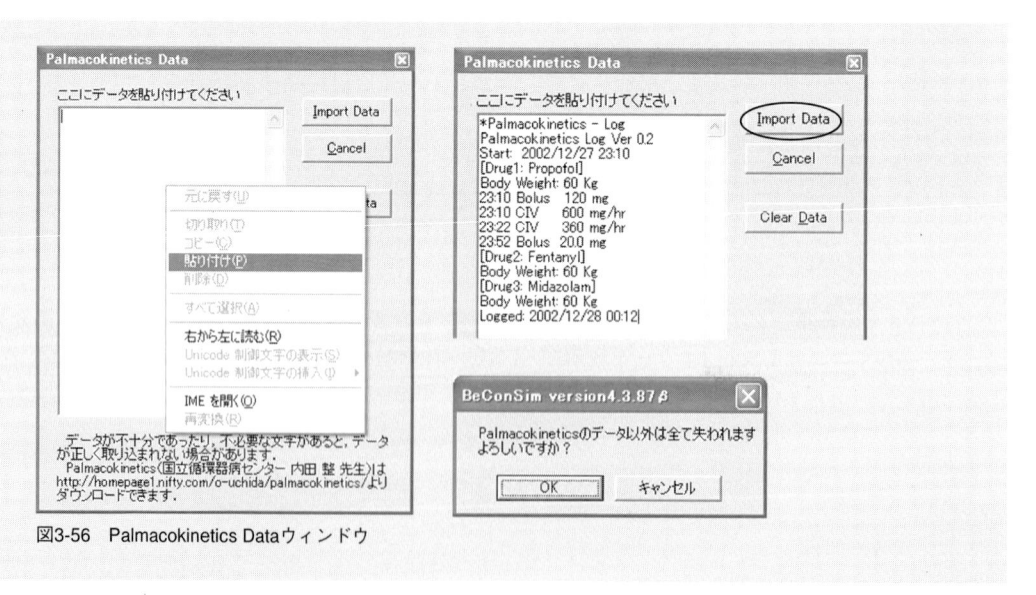

図3-56 Palmacokinetics Dataウィンドウ

▶ソフトウェア解説

BeConSim

(6) 投与データが「Input Table」ダイアログに挿入されるので，[実行] メニューの [最初から実行] を選択する（図3-57左）．「Input Table」の投与データに基づいて，シミュレーションが始まる（3-57右）．

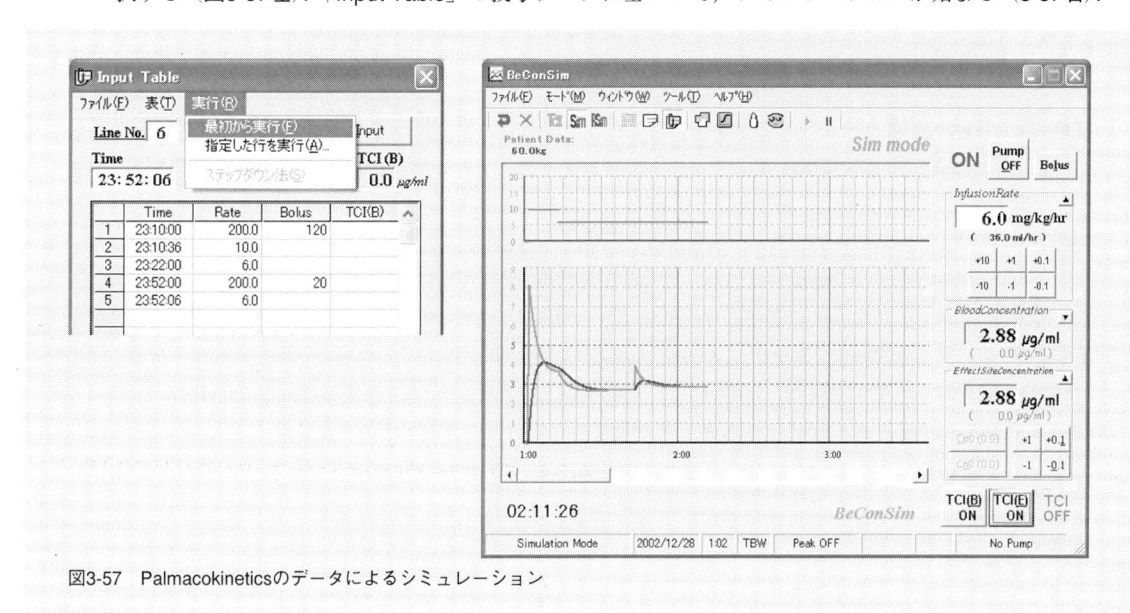

図3-57 Palmacokineticsのデータによるシミュレーション

BeConSimではPalmacokineticsのログデータのうちプロポフォールの部分を読み取ってシミュレーションを行う．Palmacokineticsのフェンタニルのデータによるフェンタニル濃度のシミュレーションは，BeConSim Fentanylで行える（http://www.masuinet.com/）．

Tips

BeConSimでは
- 3Compartment Modelの表示
  （メニューから [ウィンドウ] ➡ [コンパートメントモデル] を選択）
- Pharmacodynamicsのグラフを表示
  （メニューから [ウィンドウ] ➡ [Pharmacodynamics of Propofol] を選択）
- グラフ線の色を変更
  （オプションウィンドウ（図3-53）で [色] タブを選択）

など，さまざまな機能を持っている．ぜひご活用いただきたい．

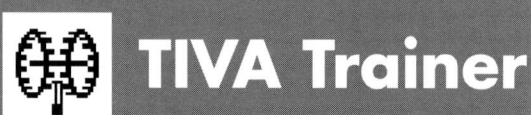

TIVA Trainer

http://www.eurosiva.org/

O S：Windows 95/98/Me/NT/2000/XP
Author：Frank Engbers（オランダ，ライデン大学麻酔科）
Ver.：5.1

TIVA Trainerとは

　オフラインでの静脈麻酔薬の薬物動態シミュレーションを意図したWindows向けのソフトウェアである．名前のごとく，全静脈麻酔に慣れていない麻酔科医にも親しんでもらえるようにと企画された．プロポフォールとオピオイドの相互作用に関する臨床データ（ライデン大学Dr. Jaap Vuykらによる）を利用して，手術刺激に反応しない濃度範囲，覚醒予測などのグラフ表示もできる．欧州静脈麻酔学会から提供されており，英国グラスゴー大学のDrs. Gavin Kenny, Nick Sutcliffeとの連名となっているが，実際にはオランダのライデン大学のDr. Frank Engbersが開発している．彼も麻酔科医であるが，プロ顔負けのプログラム開発能力でも有名である．これまでにも，草の根ソフト以外に商用TCIシステムDiprifusorの開発にも関与し，英国発のPersonal Digital Assistant (PDA)であるPsionで行なうTCIソフトウェアなども開発している．

入手方法

　欧州静脈麻酔学会（European Society for Intravenous Anaesthesia；EuroSIVA）のWebページ（http://www.eurosiva.org）から，まずデモ版（30日間無料使用可能；シミュレーション実行可能時間に制限あり）をダウンロードする．EuroSIVAのWebページから有料登録することで機能が完全に使えるようになる．2002年12月時点での価格は100ユーロ（約12,300円）．最新版はversion 5.1．

インストール

　ダウンロード後に作成されるセットアッププログラムを実行してインストールする．

使用方法

■TIVA Trainerの起動と設定

インストール後にデスクトップに作成されるTIVA Trainerのアイコンをダブルクリックすることで起動する．初期画面に現れる絵はレオナルド・ダ・ヴィンチの絵画である（図3-58）．

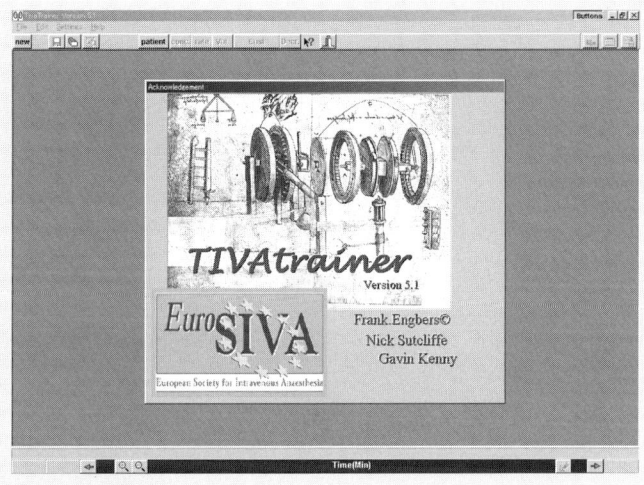

図3-58　初期画面

この段階ではメニューバーのボタンのうち，[new]，[patient]，[help]，[exit]の4つがアクティブになっている．[patient]をクリックすると，患者の属性データ（体重，身長，年齢，性別等）の入力，変更画面になる（図3-59）．

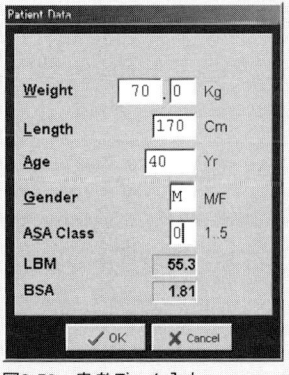

図3-59　患者データ入力

適切な値を入力し，[OK]をクリックした後，[new]をクリックすると，薬物選択画面になる（図3-60）．

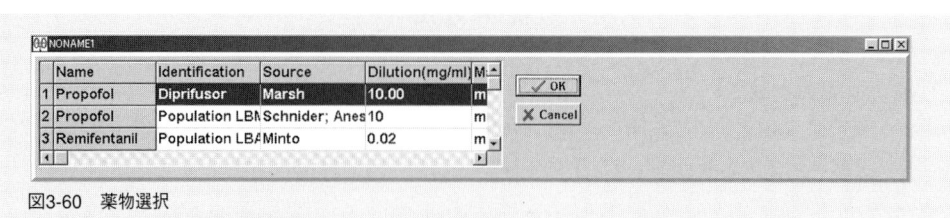

図3-60　薬物選択

就眠鎮静薬として，プロポフォール，チオペンタール，ミダゾラムの3種，オピオイドとして，レミフェンタニル，スフェンタニル，アルフェンタニル，フェンタニル，モルヒネの5種の薬物から選択可能である．プロポフォールについては，薬物動態パラメータとして，Marsh（市販のDiprifusorに採用されている値）とSchniderの2つのパラメータセットがある．

シミュレートする薬物を選択し，[OK]をクリックすると，薬物濃度の時間変化を表すグラフ画面になる（図3-61）．

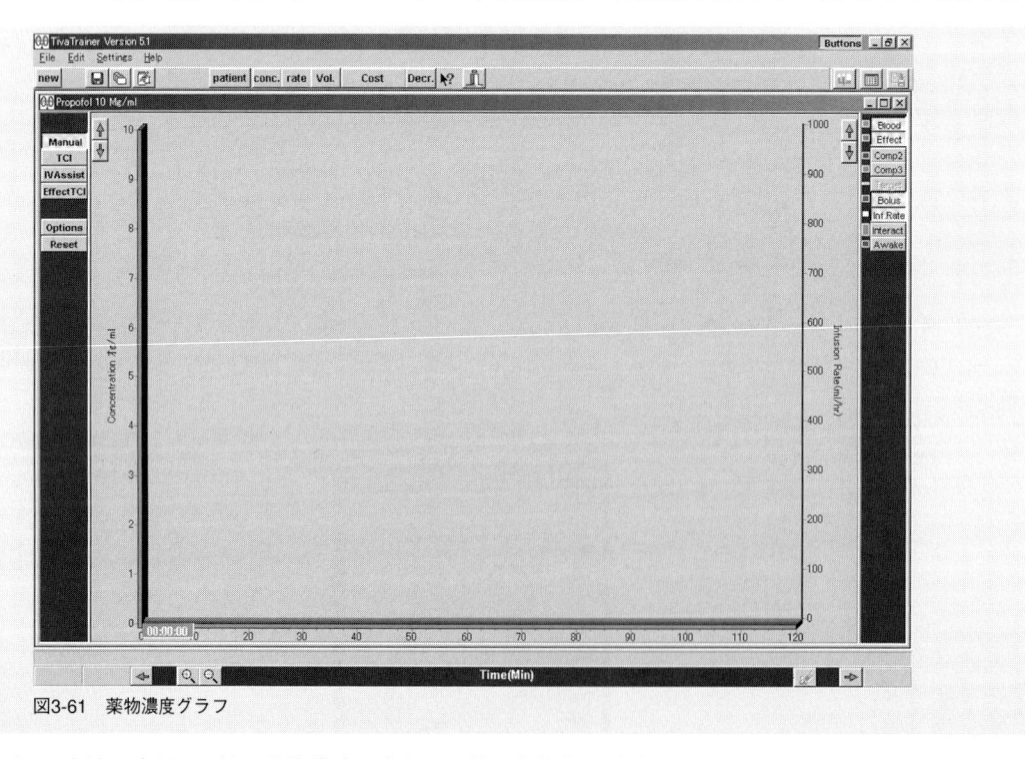

図3-61　薬物濃度グラフ

X軸は時間（分），左側のY軸は薬物濃度，右側のY軸は薬物注入速度である．時間軸の長さの初期設定は[Settings]のプルダウンメニューで，15，30，60，120，180，360分の6種類から選ぶことができる．左右のY軸はそれぞれ，上向き，下向きの赤矢印ボタンでスケールを変更できる．シミュレーションにはマニュアル投与，TCI，IV Assist，Effect-site TCIの4つのモードがある．これらのモードは左側の[Manual]，[TCI]，[IVAssist]，[EffectTCI]をクリックすることにより選択する．

▶ソフトウェア解説

2 マニュアル投与

　グラフ画面上（カーソルが十字形になるところ）でマウスを左クリックすると，ボーラス投与量，持続注入量を入力する水色のボックスが現れる（図3-62）．

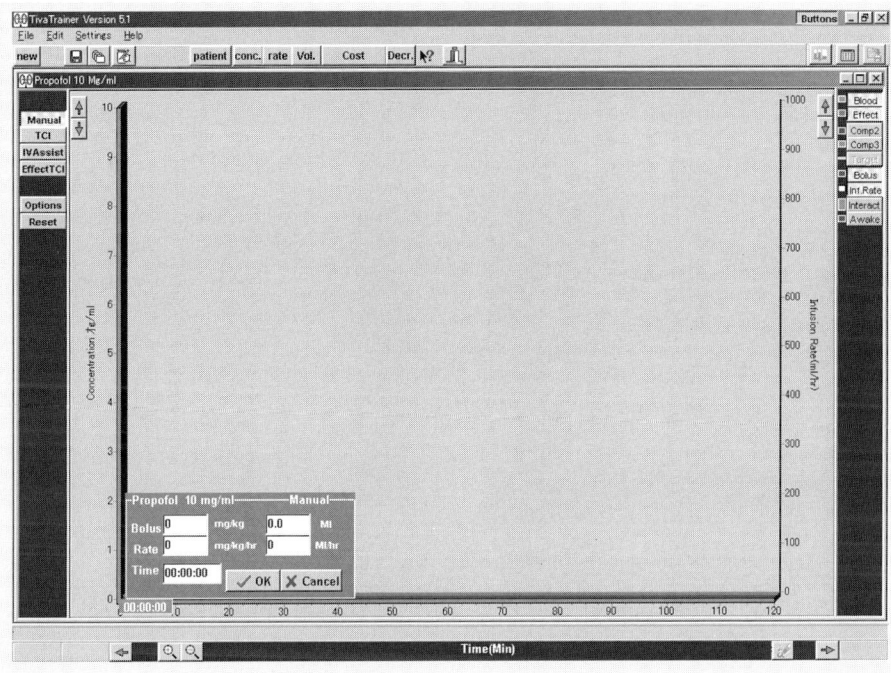

図3-62　マニュアルモード；入力画面

それぞれの単位に注意して，［Bolus］，［Rate］の各欄に適切な値を入力して，［OK］をクリックすると，薬物濃度を表示する曲線が描かれる（図3-63）．

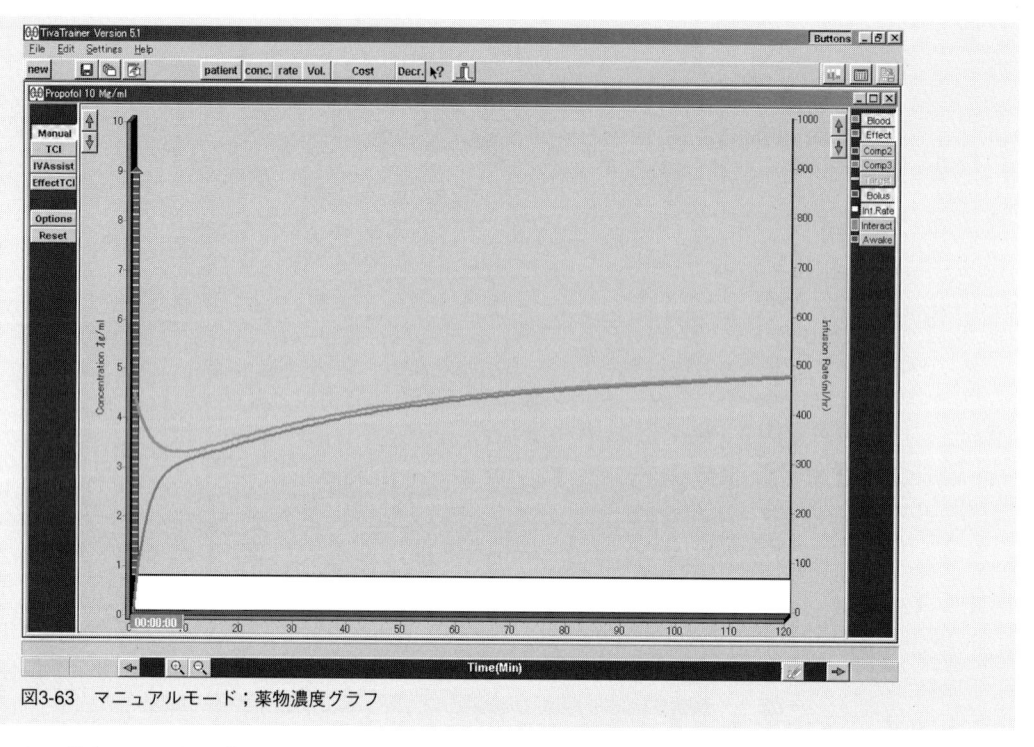

図3-63　マニュアルモード；薬物濃度グラフ

　デフォルトの設定では，血中濃度（Blood），効果部位濃度（Effect）を示す曲線が，それぞれ赤色，緑色で描かれる．3コンパートメントモデルの2つの末梢コンパートメント（Comp 2, Comp 3）内の濃度も，えび茶色，金色の曲線で表示することもできるが，臨床上はあまり有用な情報ではない．青い矢印はボーラス投与量（ここでは1mg/kg，体重70kgの設定でプロポフォール7ml），グラフ下部の白い四角形は持続注入速度（ここでは10mg/kg/hr，すなわち70ml/hr）を示している．ここに示される120分間の持続投与で，投与開始約12分後には，血中濃度と効果部位濃度がほぼ平衡に達し，投与開始120分後には約4.8μg/mlになることがわかる．
　このように，表示されているグラフの時間軸全体（ここでは120分）にわたって，シミュレーションされるが，実際の麻酔のように，途中でボーラス量を追加投与したり，持続注入速度を変更したりすることができる．カーソル移動に伴って，時間（時：分：秒）を示す水色のボックスが動くので，希望の時点でマウスの左ボタンをクリックすると，ボーラス投与・持続注入の入力画面が現れる（図3-64）．

▶ソフトウェア解説

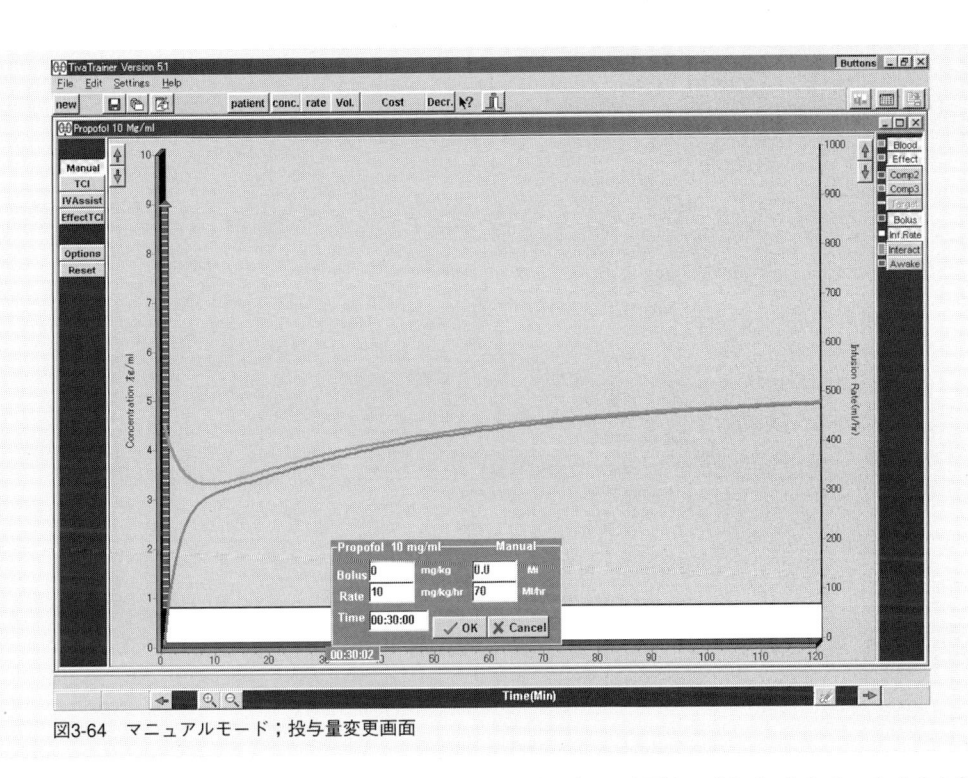

図3-64 マニュアルモード；投与量変更画面

　ここで，持続注入速度をそれまでの10mg/kg/hrから6mg/kg/hrに変更し，[OK]をクリックすると新たなシミュレーション画面になる（図3-65）．同様にして，投与開始90分後にプロポフォール投与を中止（注入速度を0mg/kg/hrとする）した結果が図3-66である．

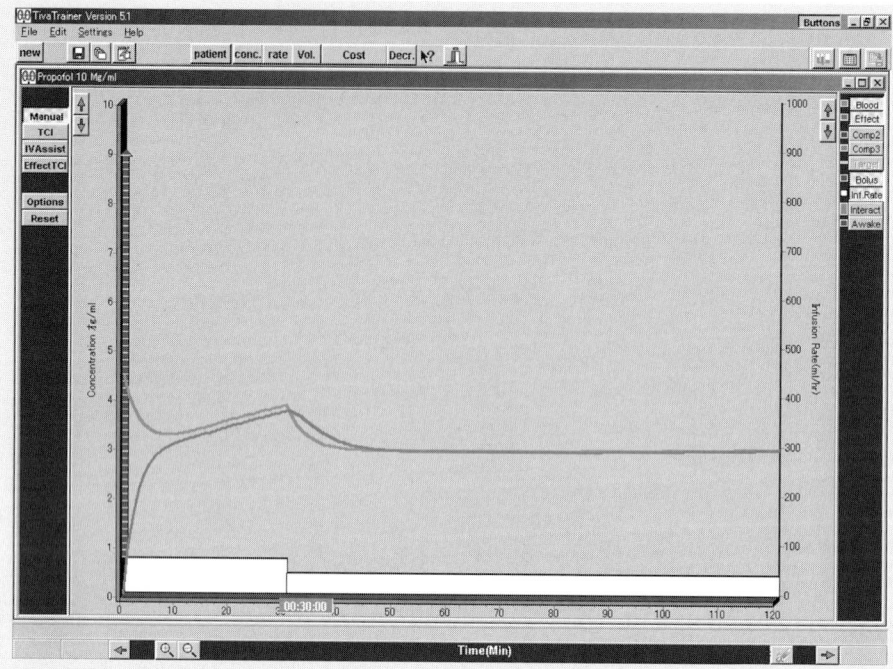

図3-65 マニュアルモード；30分の時点でプロポフォールの投与速度を10mg/kg/hrから6mg/kg/hrに変更．

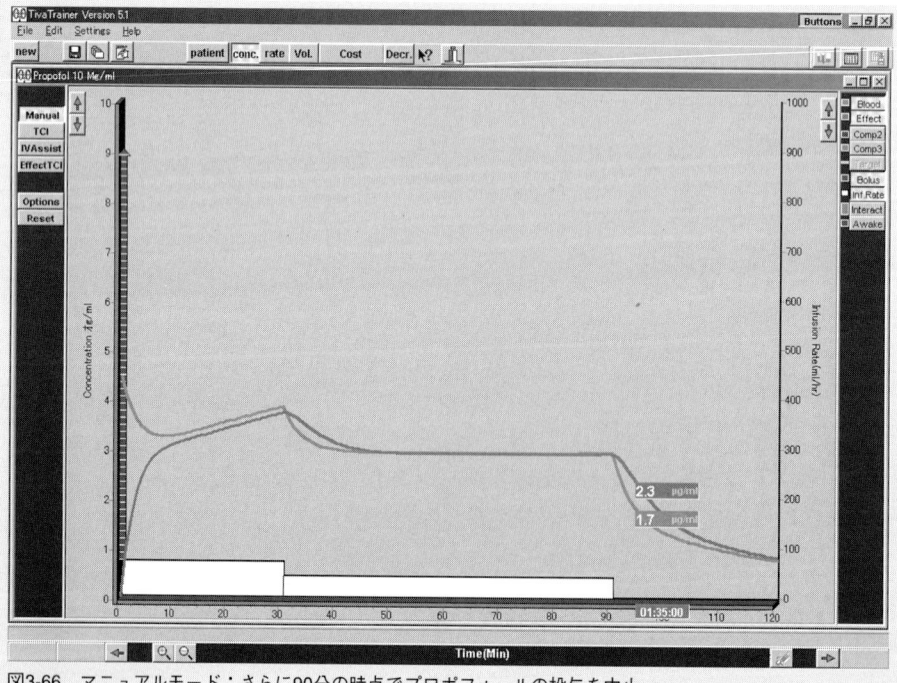

図3-66 マニュアルモード；さらに90分の時点でプロポフォールの投与を中止．

▶ソフトウェア解説

TIVA Trainer

　メニューバーの［patient］ボタンの右に，［conc.］，［rate］，［Vol.］，［Cost］，［Decr.］のボタンがある．これらはそれぞれ，薬物濃度，持続投与速度，総投与量（容積），薬物コスト，decrement time（その時点で薬物投与を中止した場合，薬物濃度が特定の値まで低下するのに要する時間）を示す．図3-66では投与終了5分後（1時間35分時点）に血中濃度，効果部位濃度がそれぞれ1.7，2.3μg/mlになる．

　マニュアル投与以外の別のモードでシミュレーションを行うには，［Reset］ボタンをクリックし，確認画面で［Yes］をクリックすると，それまでの入力が全消去されて，新しい画面になる．

■3 IV Assist機能

　マニュアル投与モードでは，"IV Assist"機能を利用できる．これはTCIが利用できない状況で，効果部位濃度を希望する値に維持するためのマニュアル投与法を提示する機能である．現在プロポフォール以外はインフュージョンポンプとパソコンを接続しないとTCI投与ができないので，マニュアル投与でEffect-site TCIに近似させたい場合に有用である．血中濃度ではなく，効果部位濃度を目標としているので，効果部位濃度のオーバーシュートなしに，迅速な効果発現が得られる特長がある．

　例：1時間にわたってフェンタニル効果部位濃度を2ng/mlに維持する場合，左クリックで現れる入力ボックス内の各欄に必要な数値を入力する（図3-67）．

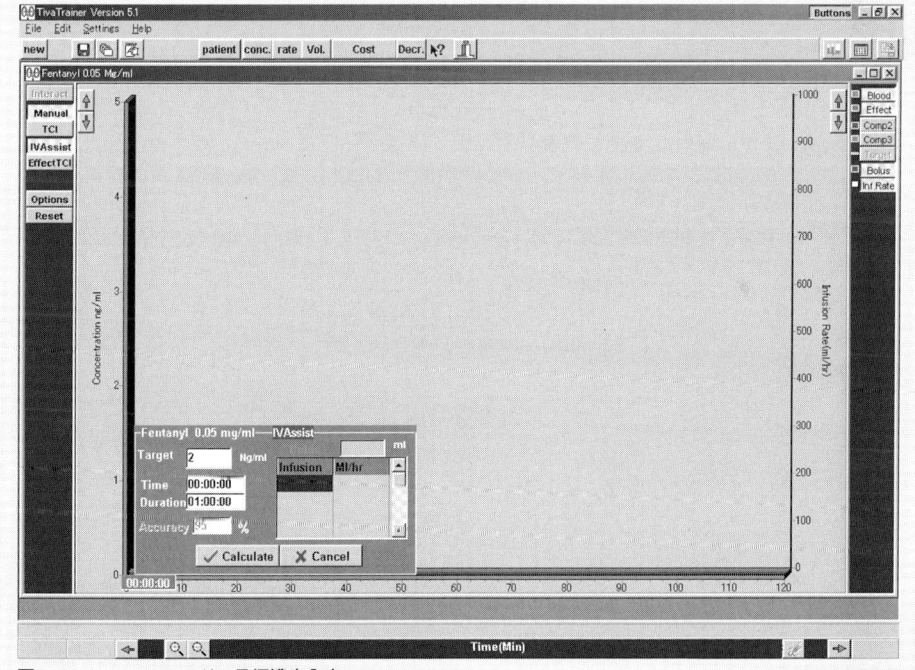

図3-67　IV Assistモード；目標濃度入力

　［Calculate］をクリックすると，できるだけ迅速に効果部位濃度が目標濃度（2ng/ml）に到達するために必要なボーラス投与量と持続投与速度が計算される（図3-68）．ここでは体重70kgの設定で，初期ボーラスが2.1ml（＝1.5μg/kg），持続投与が最初の26分間が5.4ml/hr（＝3.86μg/kg/hr），それ以降4.1ml/hr（＝2.93μg/kg/hr）となる．

87

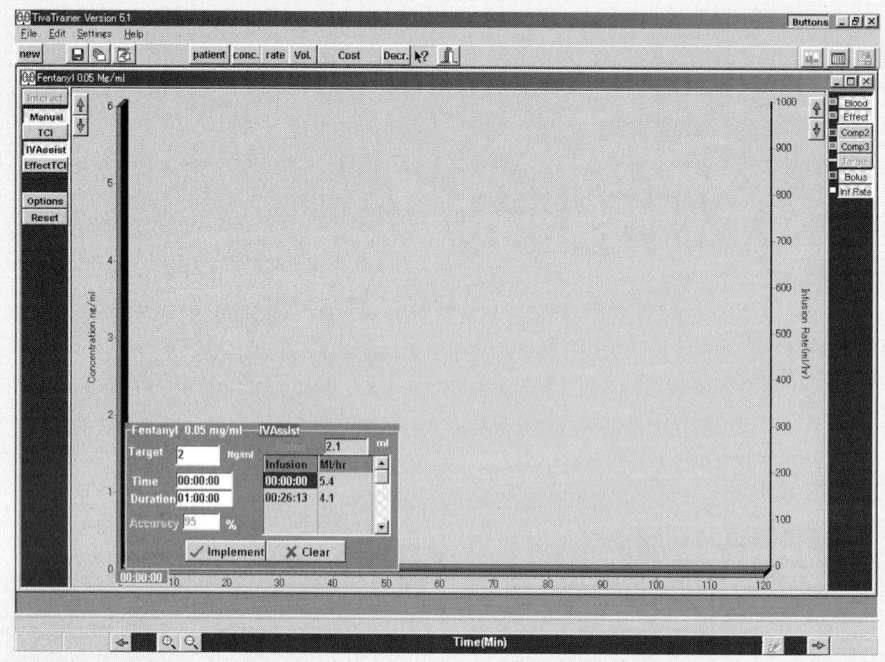

図3-68　IV Assistモード；計算値の表示

続いて［Implement］をクリックして，この投与法による濃度変化を描かせる（図3-69）．

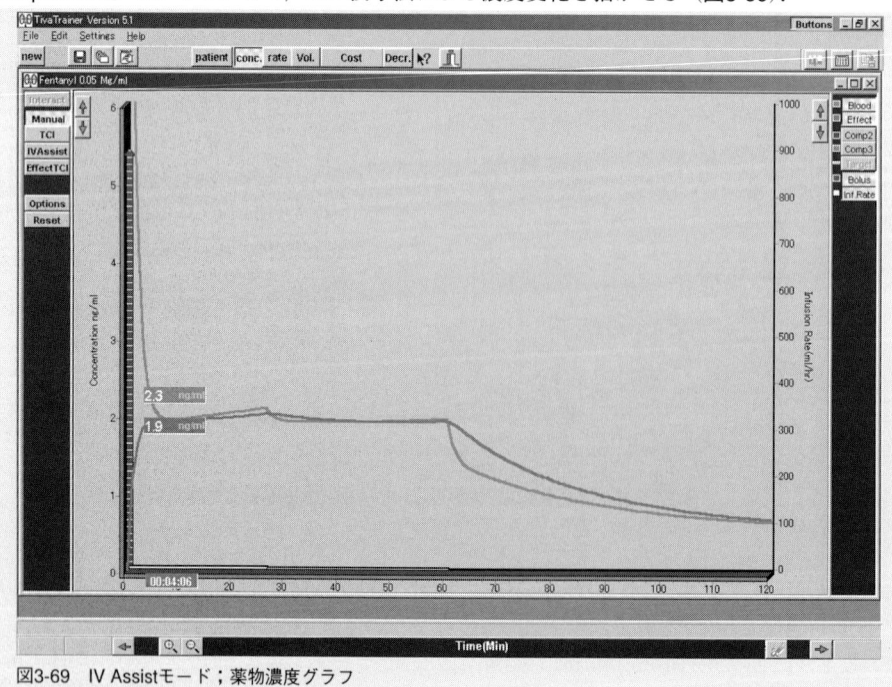

図3-69　IV Assistモード；薬物濃度グラフ

▶ソフトウェア解説

グラフから，投与開始後4分で，効果部位濃度がほぼ目標濃度に達していることがわかる．

4 TCI投与

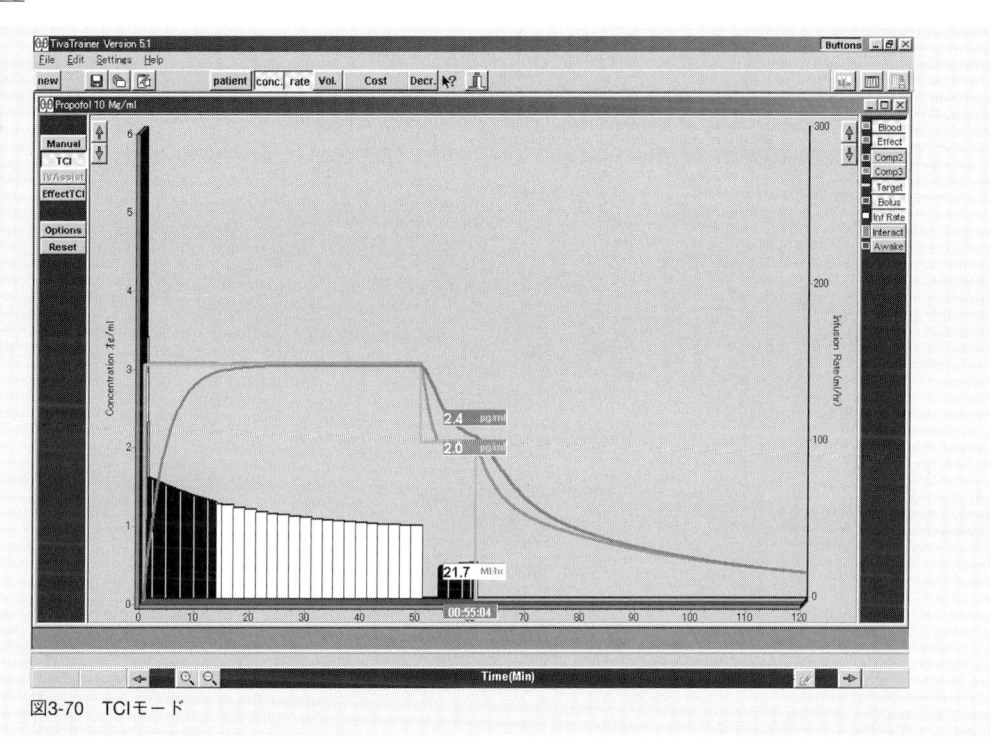

図3-70 TCIモード

グラフの左側ボタンから［TCI］を選択すると，血中濃度を制御するTCIのシミュレーションになる．マニュアル投与と同様にグラフ上の任意の時点で左クリックすると目標設定濃度の入力画面になる．図3-70は投与開始0から50分まで目標濃度を3μg/ml，50から60分までを2μg/mlに設定したものである．血中濃度（赤色），効果部位濃度（緑色）の曲線に加えて，目標設定濃度がオレンジ色で示されている．血中濃度を一定に維持するために投与速度が漸減的に変化する様子を明瞭にするため，右側のY軸のスケールを300ml/hrに変更してある．投与開始後，血中濃度と効果部位濃度がほぼ平衡になるのに約16分を要していることに注目（次項Effect-site TCI参照）．

5 Effect-site TCI投与

　現在市販されているDiprifusor内蔵ポンプでは，血中濃度を目標とするTCIしか行えない．効果部位濃度を目標とするTCIでは，より迅速な効果発現が期待できる．前項の（血中濃度）TCI投与でシミュレートしたものと同一の設定をEffect-site TCIで行った結果が図3-71である．投与開始直後に血中濃度は7.3μg/mlのピーク値となり，投与開始後約3分45秒で効果部位濃度は目標値（3μg/ml）に達している．投与開始50分時点で目標濃度を2μg/mlに低下させた場合，血中濃度は一旦1.5μg/mlまで低下してから投与が再開されていることがわかる．

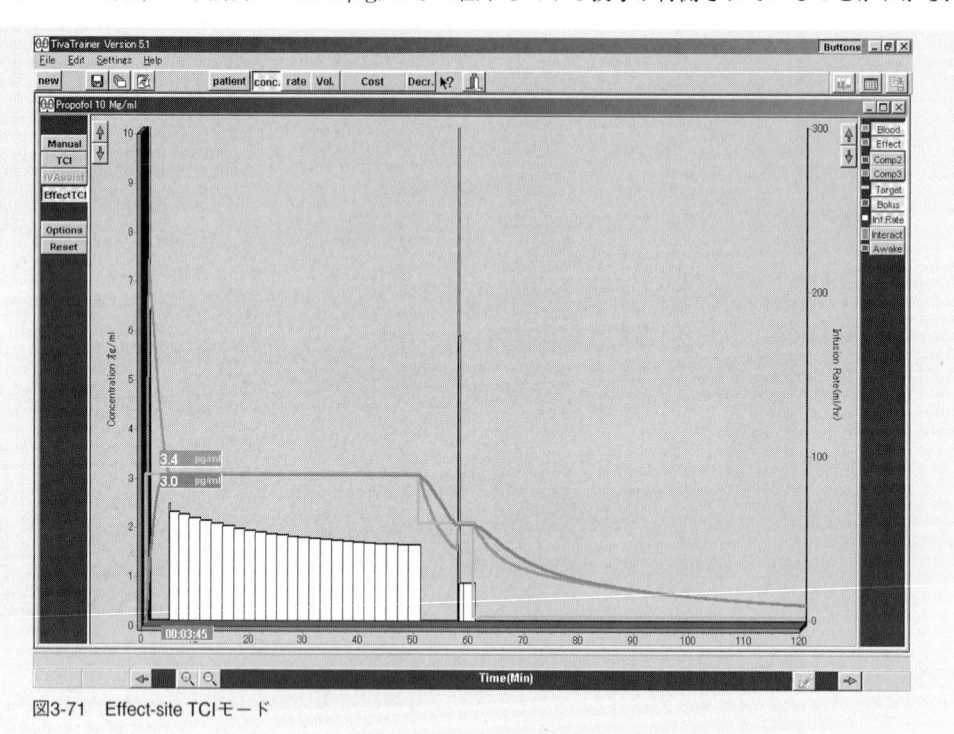

図3-71　Effect-site TCIモード

▶ソフトウェア解説
TIVA Trainer

6 プロポフォールとオピオイドの相互作用

TIVAではプロポフォールとオピオイドを併用することが主流である．両者は意識消失や，手術刺激に対する交感神経反応の点で，相乗的に作用する．麻酔から覚醒する時間を予測する上でも，両者の濃度の関係が重要である．TIVA Trainerでは臨床上重要なプロポフォールとオピオイド（モルヒネを除く）の相互作用を図示することができる．

例：プロポフォール・フェンタニルによるTIVA

目標濃度3μg/mlとしたプロポフォールTCI麻酔60分間のシミュレーション画面を描いた後，あらためて[new]をクリックして，併用オピオイドとしてフェンタニルを選ぶ．画面が上段のフェンタニル，下段のプロポフォールに分割される．フェンタニルは初期ボーラス投与量2μg/kg，持続投与速度2μg/kg/hrで1時間投与したとする（図3-72）．投与終了直前のフェンタニル濃度は約1.4ng/mlである．

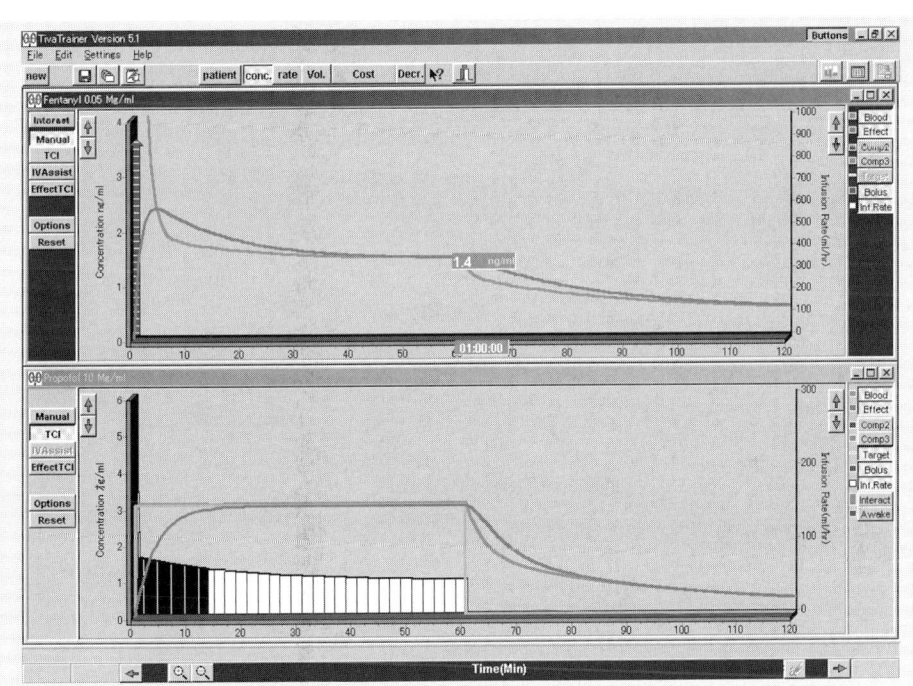

図3-72 フェンタニル・プロポフォールによるTIVA

フェンタニル画面の左側ボタンのうち，[Interact]をクリックすると，プロポフォール画面に灰色の帯と紫色の線が描かれる（図3-73）．灰色の帯の上限，下限はそれぞれ患者の95％，50％が手術刺激に反応しない濃度（Cp_{95}, Cp_{50}）である．紫色の線は50％の患者が覚醒すると予想されるプロポフォール濃度（Awakening Cp_{50}）である．プロポフォール画面の右上のボックスにこの覚醒濃度，投与終了から覚醒までの時間予測が表示される（この例ではそれぞれ1.5μg/ml，11分24秒）．

　ここでは麻酔維持中のフェンタニル濃度が比較的低いために，投与開始20分以降のプロポフォール濃度（3μg/ml）はCp_{50}以下になっている．

　フェンタニル濃度が麻酔維持，覚醒に関わるプロポフォール濃度に与える影響をみるため，フェンタニル画面をリセットした後，3ng/mlを維持するTCIをシミュレートする（図3-74）．前の例よりも高いフェンタニル濃度を維持することにより，投与開始30分以降プロポフォールはCp_{95}を維持していることがわかる．一方，プロポフォールの覚醒濃度は1.0μg/mlに低下し，覚醒時間は21分42秒まで延長する．これらの相互作用のデータはTIVA Trainerの作者であるFrank Engbersと同じライデン大学のJaap Vuykらの論文によるものである．

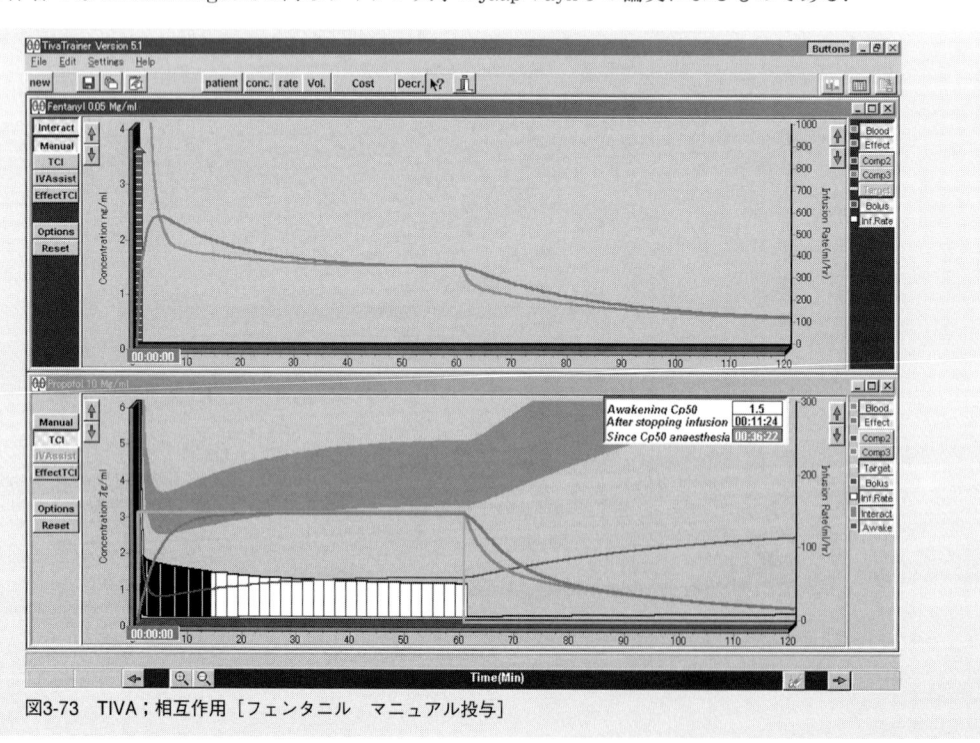

図3-73　TIVA；相互作用［フェンタニル　マニュアル投与］

▶ソフトウェア解説

TIVA Trainer

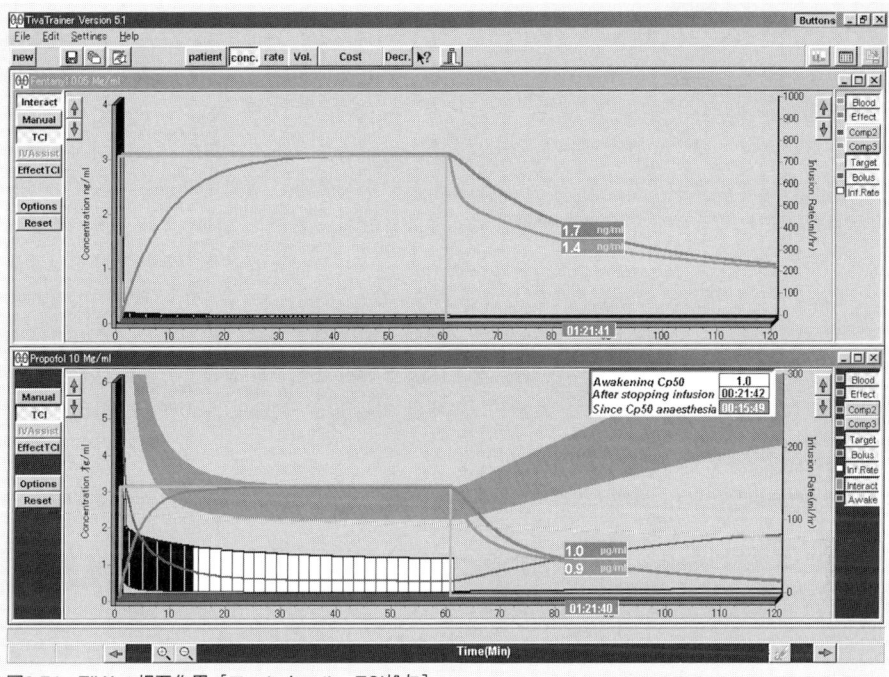

図3-74　TIVA；相互作用［フェンタニル　TCI投与］

7 コンパートメントモデルの図解

　静脈麻酔薬の薬物動態の概念を説明するために，しばしば用いられている3コンパートメントモデルを薬物濃度の時間経過を表すグラフとともに表示することができる．まず薬物濃度グラフを表示（図3-75ではコンパートメント2，3の濃度曲線も表示してある）した後，メニューバー右側のコンパートメントモデルアイコンをクリックすると，画面右側に水柱に模したコンパートメントモデルが表示される．左側のグラフ画面と右側のモデル画面を分割する線を左右に動かすことで，それぞれを任意の見やすい大きさに変更できる．各コンパートメントを示す四角形の面積は，それぞれの分布容積に比例している．コンパートメント間を接続するパイプの太さは薬物動態の速度定数であるk_{ij}（$i, j=1, 2, 3$）の大きさに比例する．コンパートメント内の薬物は赤色で，中央コンパートメント1内にある管は効果部位で，緑色で示される．中央コンパートメント1から下方に出るパイプは，体外への排泄クリアランスを表す．マウスポインタをグラフ画面上で時間軸方向に動かすと，それに応じて各コンパートメント内の薬物量が増減する．各コンパートメント内の薬物量変化をみることで，投与終了後早期の比較的急激な血中濃度低下の主因が末梢コンパートメントへの移動（再分布）によるものか，体外への排泄によるものかを理解することが容易になる．

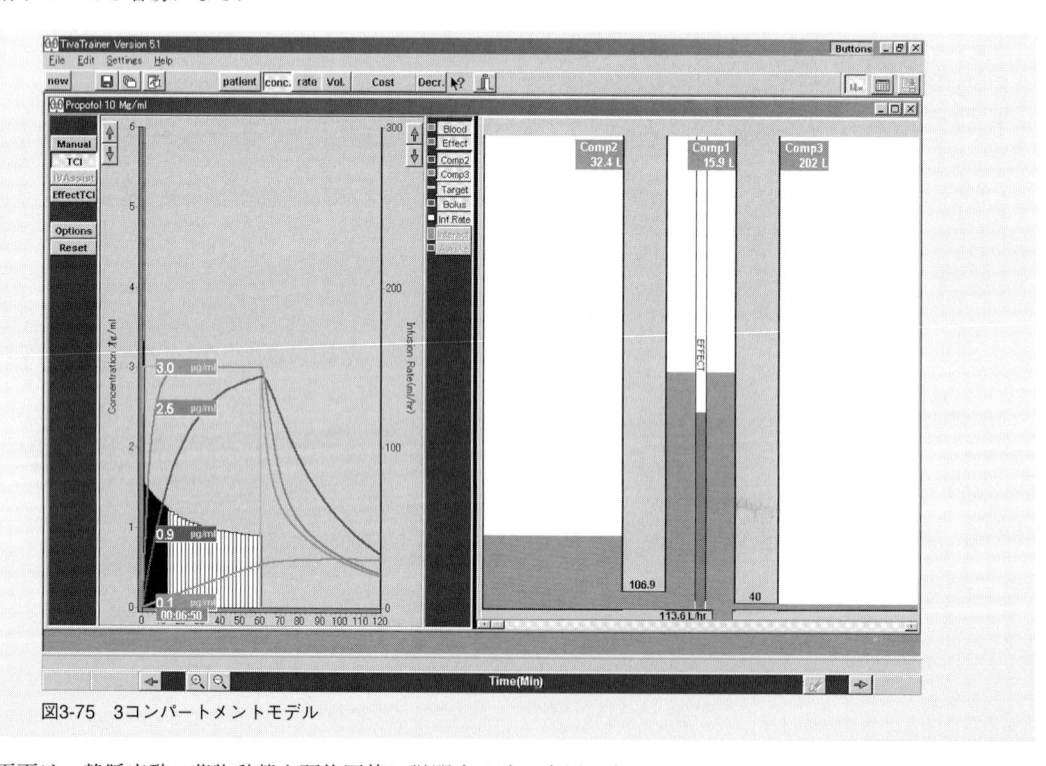

図3-75　3コンパートメントモデル

この画面は，静脈麻酔の薬物動態を研修医等に説明する時に有用である．

8 数値データの出力

薬物濃度グラフが表示されている状態で，メニューバー右側のスプレッドシートアイコンをクリックすると投与速度，血中濃度，効果部位濃度，目標濃度等を10秒間隔で記録した表ができる（図3-76）．この表は必要な部分のみを通常のコピー&ペースト機能で表計算ソフトに出力することもできるし，表全体をファイルとして保存することもできる．

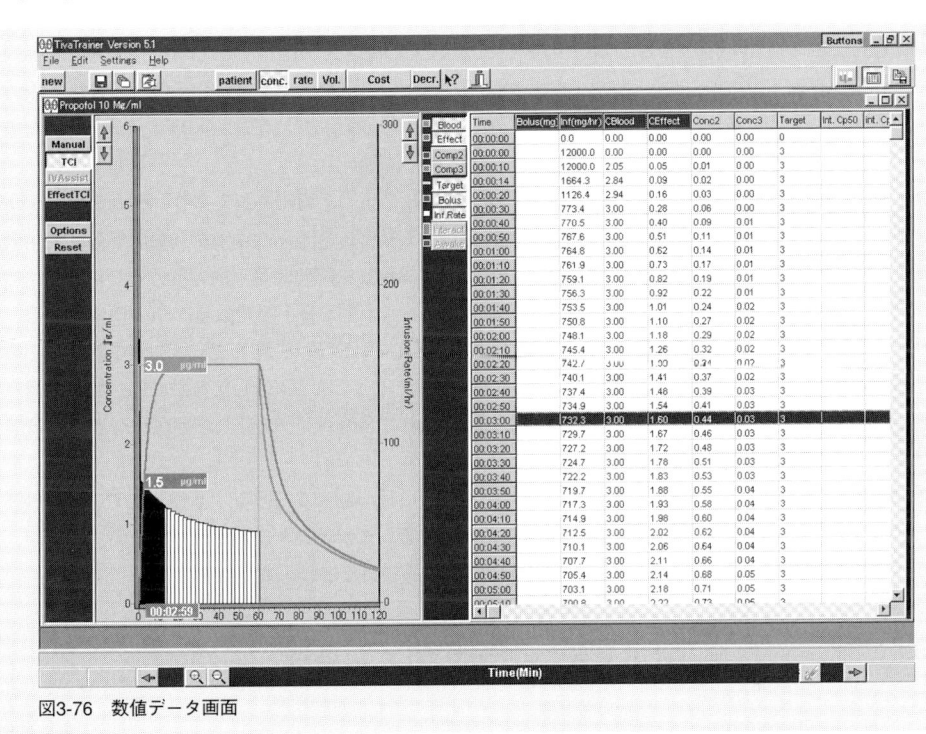

図3-76 数値データ画面

ソフトウェアの総括

日本に比べて，より多くの静脈麻酔薬が臨床使用可能な欧州におけるTIVA，TCIのパイオニア的研究者の作だけに，使い勝手，画面表示ともに非常に優れたソフトウェアといえる．特にプロポフォールとオピオイドの相互作用を図示できる点はTIVAを実施する上で有用である．今後国内上市が期待されるレミフェンタニルの薬物動態学，薬物力学のイメージをフェンタニルと比較しつつ，登場前に把握しておくのにも役立つといえる．100ユーロという価格はリーズナブルであるが，価格が気になる人は，あらかじめデモ版を試用してから，購入するかどうかを決めるのがよいだろう．

ConGrase

OS：Mac OS 7.5以上9.2.2まで
Author：長田　理（東京女子医科大学麻酔科学教室）
Ver.：1.6

http://www.congrase.org/

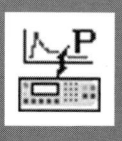

ConGraseとは

　ConGraseとは，Graseby社製シリンジポンプGraseby 3500をMacintoshからコントロールするアプリケーションプログラムである．このソフトの名前は，Control Graseby 3500という意味から付けられた．ConGraseには現在，2つの薬物専用ソフトが作成されており，プロポフォール専用のConGraseTCI，フェンタニル専用のConGraseFがある．今後様々な薬物についても開発が予定されている．

　プロポフォールの薬物動態は開かれた3コンパートメントモデルに従うと報告されており，ConGraseTCIではシリンジポンプの注入量をオンラインで監視し，この諸定数を用いて経時的に予測血中濃度を算出する．血中濃度の予測値は，微分方程式をオイラー法またはルンゲ・クッタ法により指定した時間間隔で数値積分して求めている．現在市販されている商用TCIポンプとの整合性を考慮し，3コンパートメントモデルの定数群はDiprifusorで用いられているものと同一である．ConGraseTCIでは定速持続注入だけでなくTCI機能を備えており，血中濃度を指標とした麻酔管理の精度をさらに向上させることが可能である．さらにVer 1.6では，入力した年齢に応じて小児用パラメータ（Marshらの定数）を利用する機能が装備されており，現時点で商用TCIシステムが存在しない小児麻酔領域におけるプロポフォールTCI投与が可能である．

　ConGraseFはGraseby 3500を用いてフェンタニル希釈液の投与制御を行うソフトウェアで，TCI機能も装備している．近い将来，我が国でも超短時間作用性オピオイドであるレミフェンタニルが市販されるだろうが，フェンタニルであってもTCIを利用することで安定した効果を微妙に調節することが可能である．

対象OSとハードウェア環境

Macintosh OS ver 7.5以降9.2.2まで

　漢字Talk 7.5より古いシステムの場合，システムにCommunication Managerがインストールされている必要がある．（Communication ManagerなどMac OS内部に詳しくない場合には，すなおにMac OS 7.6にアップデートしてから使用していただきたい．）

　プルダウンメニューの制約が存在するため，Mac OS 7.6.1での使用を推奨している．

　Mac OS X環境（classic環境を含む）ではシリアル制御関係命令が大幅に変更されており，インフュージョンポンプ制御機能が動作しない（保存したファイルの閲覧は可能）．当然ながらGraseby 3500を接続するためのシリアルポートを使用することができない状況では動作しない．少し前のPowerBookなどシリアルポートが1つしかない機種の場合には，「AppleTalkを使用しない」ように設定すること．

　Graseby 3500のシリアル接続ポート（RS-232C）は誤動作防止のため，通常のMacintoshシリアルポート（RS-422）よりも駆動電圧が高く設定されている．このため，MacintoshとGraseby 3500の接続にはブースタアンプ（第2章図2-5参照）が必要となるので，注意が必要である．

入手方法とサポートURL

現時点での最新版は次の通りである．

Ver 1.6　小児用パラメータ自動選択版（修正：2002年12月25日）
　年齢が16歳以下の場合には，Marshらの小児用パラメータを使用するアルゴリズムを組み込んだ．

Ver 1.5.0　バグ修正版（修正：1999年2月22日）
　Marshらの定数での中枢コンパートメントの計算が不適切（体重を初期値である50kgのまま計算）であったバグを修正した．また，このバグへの対処として，以前のバージョンで保存したファイルについて患者体重を用いて再計算する機能を追加した．（このバグをご指摘いただきました秋田県立脳血管研究センター・西野京子先生に深く感謝いたします．）
　その他，操作性に関する細かな修正を行った．

Ver 1.4.0　バグ修正版（修正：1998年8月21日）
　コンパイラの設定ミスが原因で68K版のデータがPPC版で読み込めないバグを修正した．（ご指摘いただきました東京都立神経病院・中山英人先生に感謝いたします．）今後は全てPPC版のデータ形式に統一されるので，68K版をご利用の方はデータ読み込み用に各自でVer.1.3を保管しておいていただきたい．

　Ver．1.3公開版（修正：1998年4月14日）
　Ver．1.2（修正：1998年4月8日）
　Ver．1.0 TCI Beta（修正：1997年11月25日）
　Ver．1.0.0（July 24,1997）（作成：1997年3月26日，修正：1997年7月29日）

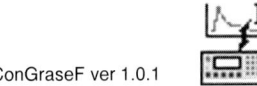

ConGraseF ver 1.0.1

ConGraseFは，初期配布版からの変更はない．

これらのソフトウエアを配布・サポートするための従来からのWebページは，現在休止中である．2003年5月より，新規URL（http://www.congrasc.org/）にて配布・サポートを再開する予定である．

インストール方法

　本ソフトウエアは，CodeWarrior Professional（CWP5）を用いて開発されたアプリケーションである．68K用，PPC用，Fat Binary形式の3種類が作成されているので，ご使用の機種のCPUに応じたものをハードディスクにコピーしてご利用いただきたい．なお，作者の開発環境には68Kマシンがないため，厳密な動作確認は行っていない．

基本的な使用方法

■ハードウェアの準備
①Macintosh, Graseby 3500の電源が切れていることを確認する．
②Macintoshのシリアルポートに Graseby シリンジポンプ接続ケーブルを接続する．
　・USBポートを装備している場合は，USB-シリアル変換アダプタ（例：Keyspan USB Serial Adapter USA-19Aなど）にシリアル接続ケーブル（クロスケーブル）を接続する．
　・ミニDIN8ピンのレガシーポートを装備している場合は，電圧変換用ブースタアンプ（図2-5）が必要である．このブースタアンプにシリアル接続ケーブル（ストレートケーブル）を接続し，反対側にもシリアル接続ケーブル（ストレートケーブル）を接続する．
③Graseby 3500のシリアルポートに接続ケーブルを接続する．
④Macintosh, Graseby 3500の電源を入れる．
　なお，すでにMacintoshとGraseby 3500がケーブルで接続されている場合には，上記の操作は不要である．

■ConGraseTCIの基本操作手順
ここではプロポフォール専用のConGraseTCIを中心に操作手順を解説するが，ConGraseFでも同様の操作で利用可能である．
　・メインウィンドウ表示項目の説明（図3-77）

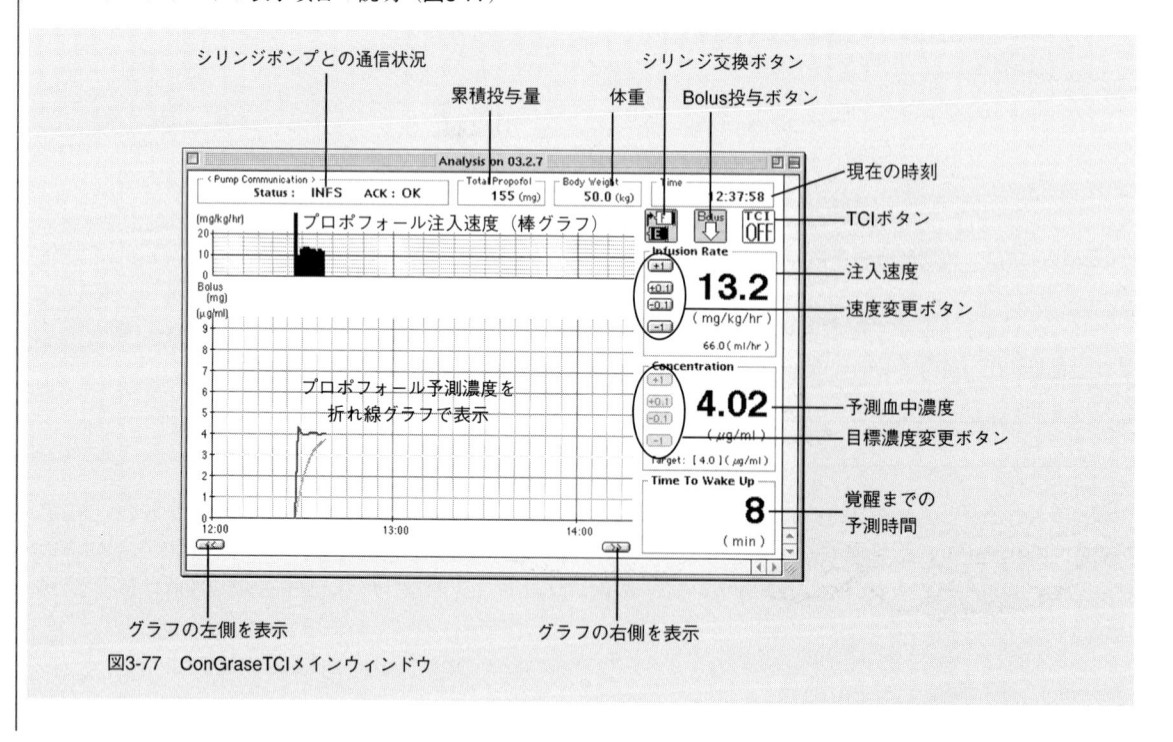

図3-77　ConGraseTCIメインウィンドウ

▶ソフトウェア解説

1) ConGraseTCIを起動すると，起動時にはシリアルポートが割り当てられていないので，図3-78のアラートボックスが表示される．（すでにシリアルポートを割り当てている場合には初期設定ファイルが自動的に読み込まれるので，このアラートは表示されない．）

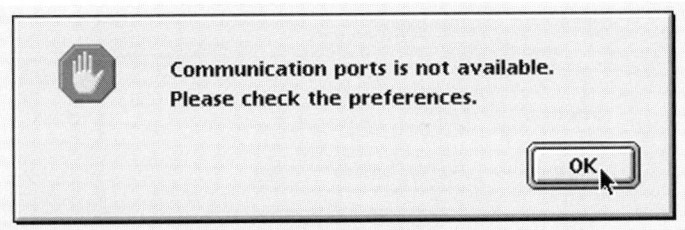

図3-78 通信用シリアルポートが利用できない場合のアラートボックス

また，シリアルポートが利用可能な状態でありながらインフュージョンポンプが反応しない場合には図3-79のアラートが表示される．この場合には，インフュージョンポンプの電源が入っていること，通信速度が9600bpsになっていることを確認する．

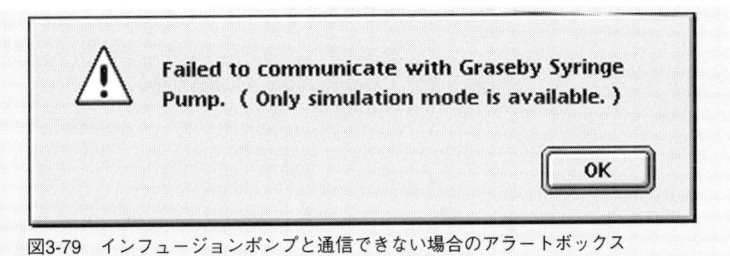

図3-79 インフュージョンポンプと通信できない場合のアラートボックス

2) Graseby 3500が接続されているシリアルポートを割り当てるために，［Analysis］➡［Preferences...］を実行する．

図3-80のダイアログが表示されるので，血中濃度を計算する間隔（15秒間隔くらいが良い），計算方法，および接続ポートを指定する．覚醒までの予測時間を算出するために覚醒レベル血中濃度を入力することが可能である．（作者の経験では1.2μg/mlあたりが良いようである．）

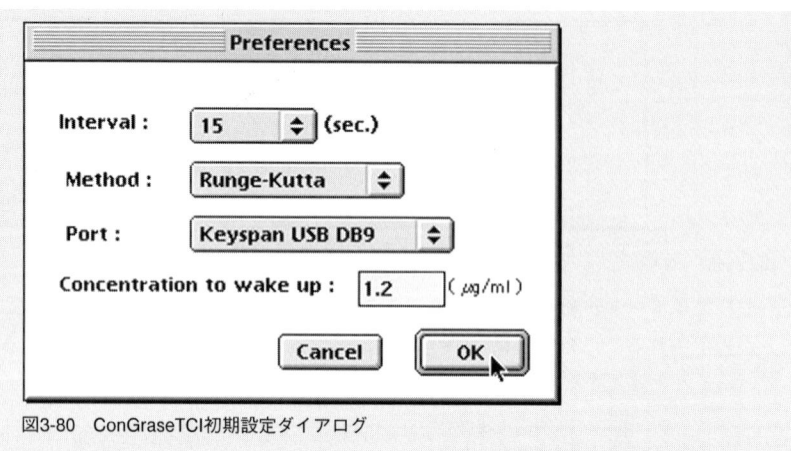

図3-80　ConGraseTCI初期設定ダイアログ

3）患者の体重を入力するために，［Analysis］→［Patient Info...］を実行する．
　図3-81のダイアログが表示されるので，体重をはじめ諸項目を入力する．また，最新バージョン1.6では年齢によって使用するパラメータが自動的に切り替わる．なお，血中濃度予測計算には体重のみを使用し，年齢・性別についてはメモとして情報が保存される．

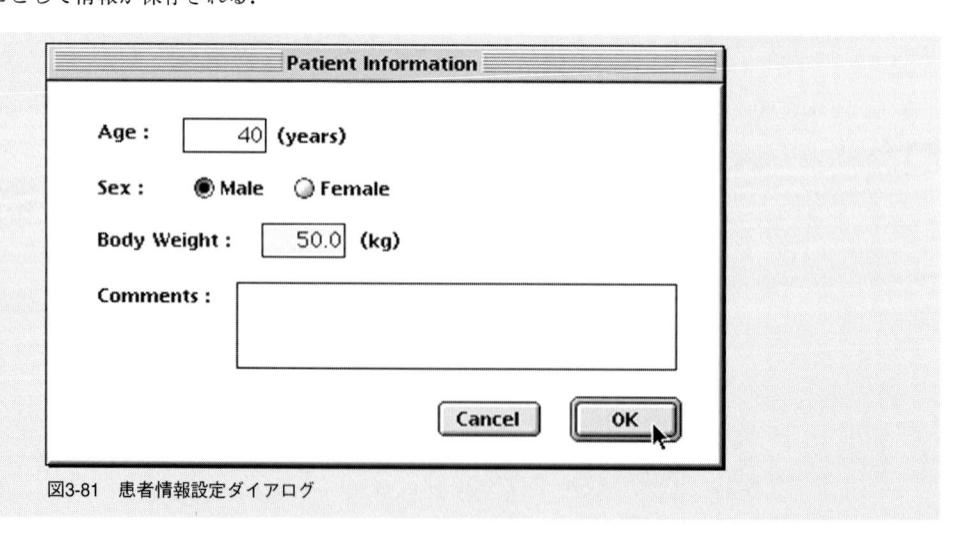

図3-81　患者情報設定ダイアログ

3) インフュージョンポンプのコントロールを開始するために，［Analysis］→［Start Analysis...］を実行する．図3-82の確認のアラートボックスが表示されるので，患者の体重設定が行われていることを確認してから，［Start］ボタンをクリックする．一旦解析を開始すると患者の体重設定を変更することができない．

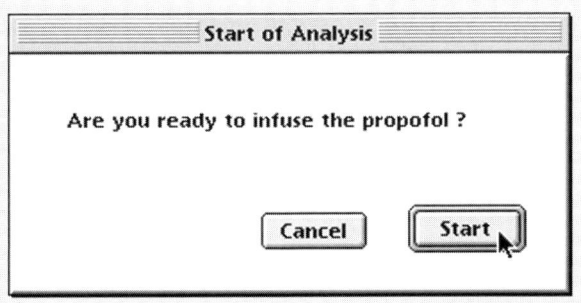

図3-82 解析開始確認ダイアログ

4) プロポフォールの注入速度を変更するには，方法が2つある．
・［Control］→［Infusion Rate...］を実行する．
・メインウィンドウ上の注入速度の数値をクリックする．

図3-83のダイアログが表示されるので，単位（mg/kg/hr）に注意して数値を半角文字で入力する．注入を中断する場合には，注入速度を0に指定する．

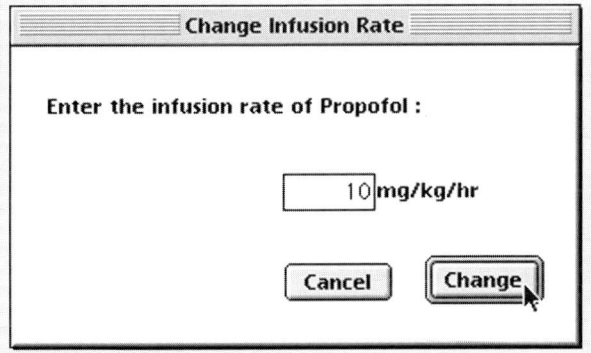

図3-83 注入速度設定ダイアログ

なお，メインダイアログ上の投与速度変更ボタンを利用しても，目標濃度を変更することが可能である．

5) プロポフォールを一回静注するには，2つの方法がある．
・［Control］➡［Bolus Infusion...］を実行する．
・メインウィンドウ上の［Bolus投与］ボタンをクリックする．
図3-84のダイアログが表示されるので，10mg，20mgを注入する場合にはそれぞれボタンをクリックする．
導入時の初回投与量など投与量を指定する場合には単位（mg/kg）に注意して数値を入力したのち，［Bolus］ボタンをクリックする．

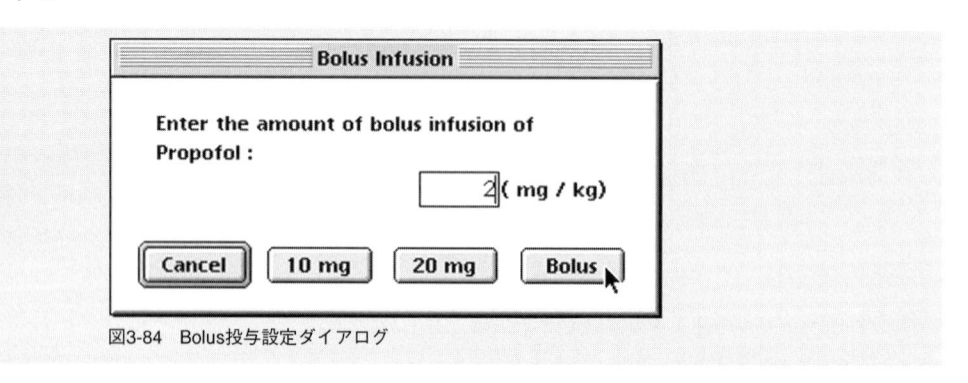

図3-84　Bolus投与設定ダイアログ

ボーラス注入中は，図3-85のダイアログに注入状況が表示される．［Stop］ボタンをクリックすると，注入を中止することができる．

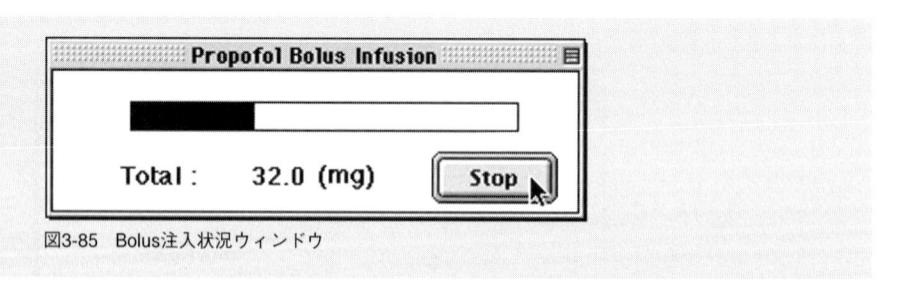

図3-85　Bolus注入状況ウィンドウ

※ボーラス注入の速度は，麻酔導入時に使用される注入速度（0.5mg/kg/10sec：ポンプの制約上最大12,000mg/hr）を用いている．
※ボーラス注入は50mlシリンジの場合のみ可能である．30ml以下のシリンジの場合は，高速注入（12,000mg/hr）が不可能なためエラーとなる．必ず50mlシリンジを使用する．
※ボーラス注入量は，メインウィンドウ上に赤の点として表示される（図3-86）．一つの点が10mgに相当する．

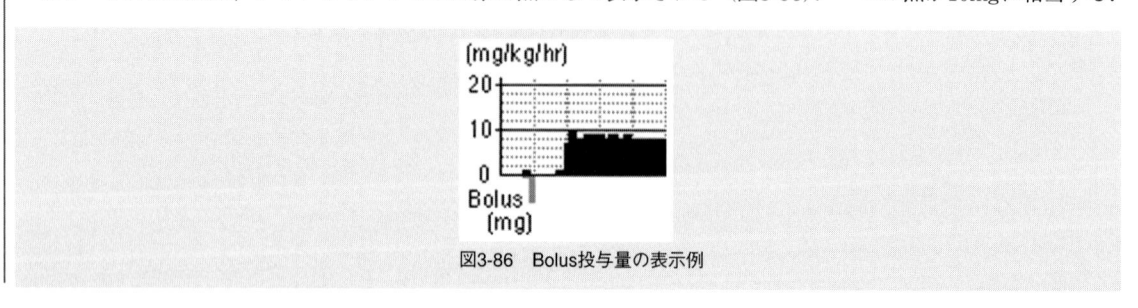

図3-86　Bolus投与量の表示例

6) ConGraseでは，TCIによる注入制御を行うことが可能である．

TCIの目標濃度を設定するには，［Control］ ➡ ［Target Concentration...］を実行するか，予測血中濃度ボタンをクリックする．図3-87のようなTCIダイアログが表示されるので，希望する血中濃度を数値で入力する．制御対象とするコンパートメントとして，血液（中枢コンパートメント：Blood［Central］）と効果部位（Effect Site）を選択することができる．一般に血液（中枢コンパートメント）を選択する．

また，［use Target Control］がチェックされていることを確認する．

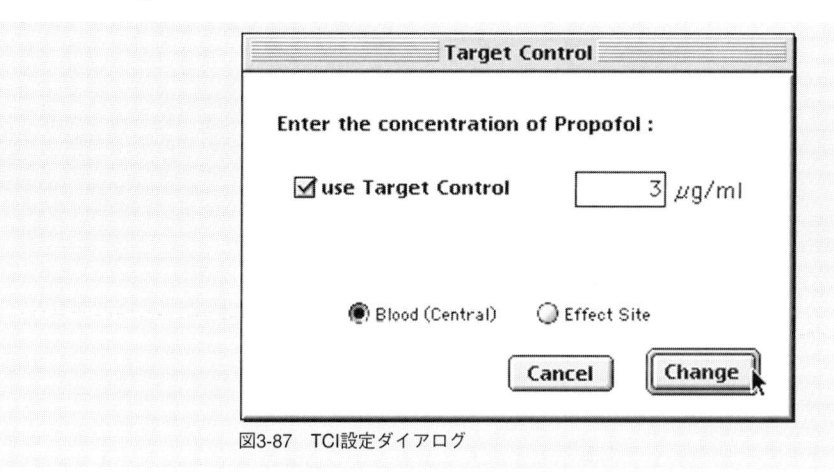

図3-87　TCI設定ダイアログ

なお，メインダイアログ上の目標濃度変更ボタンを利用しても，目標濃度を変更することが可能である．

7) TCI制御を中止・起動する場合には，［TCI］ボタンをクリックする．クリックするたびに，図3-88，89のように中止と起動が交互に切り替わる．なお，目標濃度は予測血中濃度の下に小さく表示される．

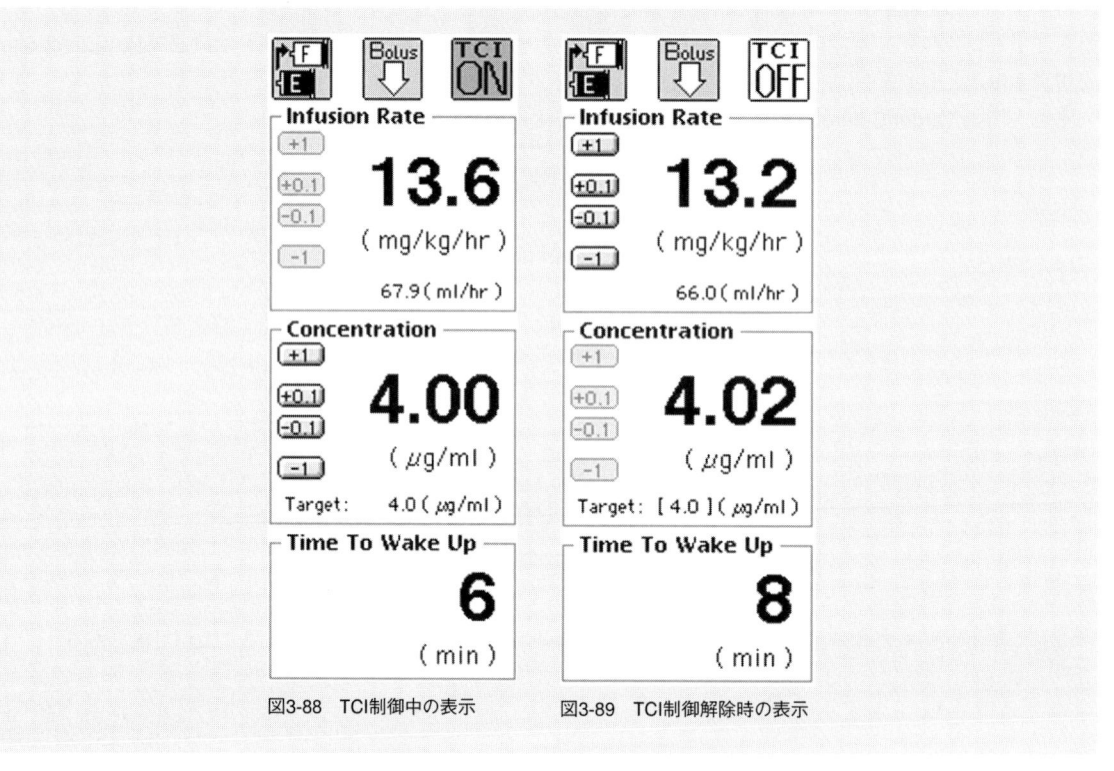

図3-88 TCI制御中の表示　　図3-89 TCI制御解除時の表示

8) 手術終了時など，プロポフォールの投与自体を中止してTCI制御も中止する場合には，TCIダイアログの目標血中濃度に0を指定する．

9) シリンジを交換するためにインフュージョンポンプを一時停止させるためには，2つの方法がある．
・［Control］➡［Change Syringe...］を実行する．
・メインウィンドウ上のシリンジ交換ボタンをクリックする．

図3-90のダイアログが表示されるので，プロポフォールの入ったシリンジを交換しパージ（Purge）したら，［OK］ボタンをクリックする．

くれぐれもインフュージョンポンプを直接操作しないこと．（間違ってインフュージョンポンプの［Start］ボタンを押してしまったら，すぐに［Stop］ボタンを押してインフュージョンポンプを停止させる．一旦インフュージョンポンプ側で注入を開始すると，パソコン側からコントロールすることができなくなるためである．）

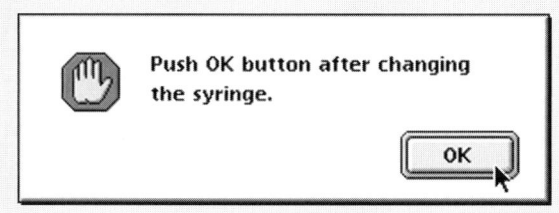

図3-90 シリンジ交換終了を確認するダイアログ

10) 任意の時点でのプロポフォールの注入総量は，メインウィンドウ上に表示される．（ver 1.5以降では，注入量ダイアログは表示されない．）

11) インフュージョンポンプの動作を一時的に停止したい場合には，［Control］➡［Stop Pump］を実行する．（プロポフォール注入を停止したい場合にはインフュージョンポンプを停止させず，注入速度を0にする．）ノイズなどで通信エラー（Comm Fail XX）が起こったときに使用する．

12) 何らかの理由で一時的に停止していたインフュージョンポンプの動作を再開したい場合には，［Control］➡［Start Pump］を実行する．ノイズなどで通信エラー（Comm Fail XX）が起こったときに使用する．

なお，このソフトウェアは通信によってGraseby 3500の状態を確認しており，インフュージョンポンプが停止している時のみ［Start Pump］を実行できる．万一インフュージョンポンプの状態確認が正しくなされていない場合には，［Stop Pump］を実行した後に［Start Pump］を実行する．

13）プロポフォール血中濃度予測を終了するには，［Analysis］→［Stop Analysis...］を実行する．図3-91のダイアログが表示されるので，十分注意して［Stop］ボタンをクリックする．いったん解析を終了してしまうと，同一患者の解析を行うことはできない．また，解析を正しく終了せずにウィンドウを閉じたりアプリケーションを終了させてはならない．ポンプとの通信を正常に終了できなくなる危険性があるため，十分注意して頂きたい．

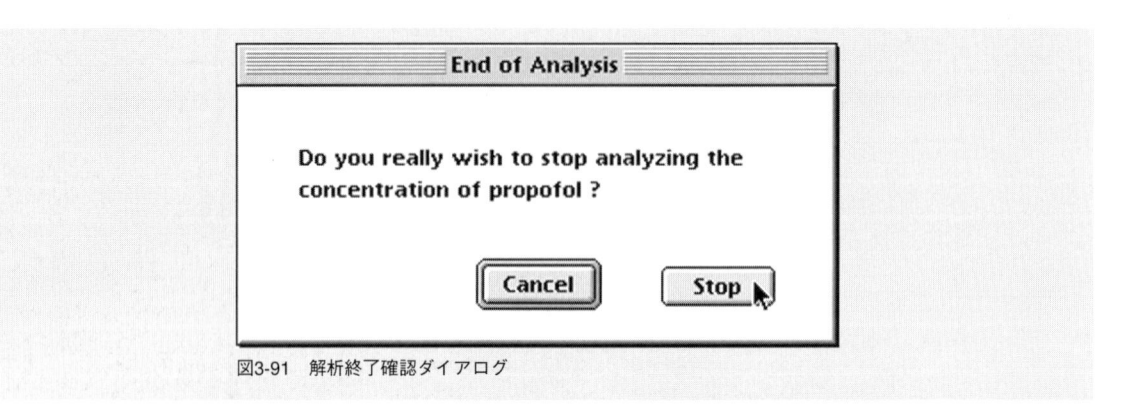

図3-91　解析終了確認ダイアログ

プロポフォール投与が終了すると，使用したプロポフォール総量を表示する図3-92のダイアログが表示される．

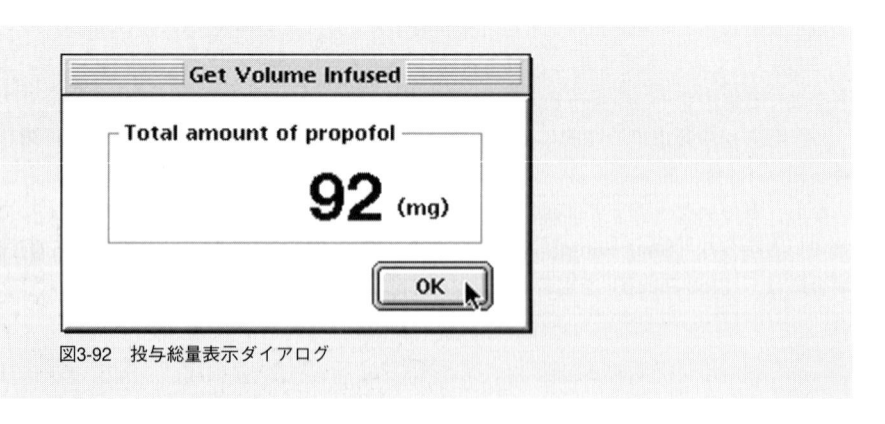

図3-92　投与総量表示ダイアログ

14）経過中のデータをConGraseの内部データ形式で保存する場合には，［File］→［Save As...］を実行する．他の表計算ソフトなどでデータを利用する場合には，タブ区切りテキスト形式で保存するために［File］→［Save As Text...］を実行する．

15）ConGrase内部データ形式で保存したファイルを読み込み，麻酔終了後に血中濃度の変動をグラフ表示することが可能である．この場合には，［File］→［Open...］を実行する．

16）Ver 1.5以降では，患者体重を間違えて設定した場合に対処するため，予測血中濃度の体重補正機能を装備した．Ver 1.4以前で作成されたファイルをVer 1.5で開いた場合，及び［Analysis］→［Convert...］を実行した際には，体重変換ダイアログ（図3-93）が表示される．麻酔記録をもとに正しい体重を入力して，［Convert］ボタンをクリックすると血中濃度・効果部位濃度が再計算される．なお，年齢，性別，コメントも保存できるように

なっている.

図3-93 患者情報変換ダイアログ

❸ConGraseFの基本操作手順
・メインウィンドウ表示項目の説明（図3-94）

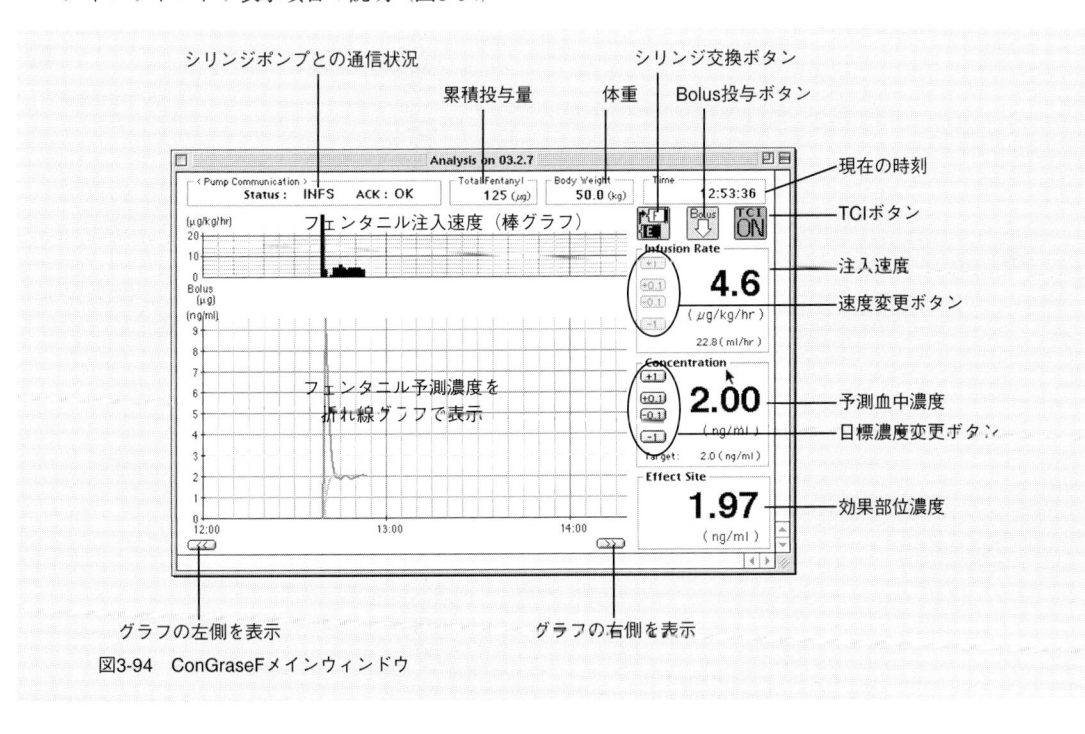

図3-94 ConGraseFメインウィンドウ

ConGraseFを起動した後，[Analysis]➡[Preferences...]を実行して初期設定を行う．図3-95のダイアログが表示されるので，血中濃度を計算する間隔（15秒間隔くらいで良い），計算方法，および接続ポートを指定する．ダイアログ内が赤色で塗られている点とフェンタニルの希釈濃度を設定する点が，ConGraseTCIとの大きな違いである．覚醒レベル血中濃度は本ソフトウェアでは使用されない．

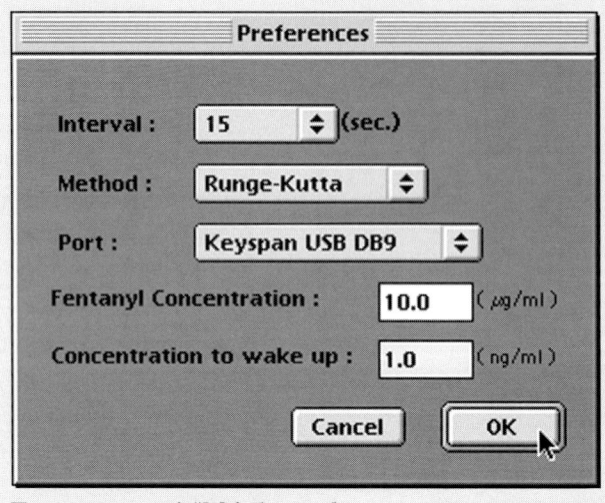

図3-95 ConGraseF初期設定ダイアログ

この他の操作方法は基本的にConGraseTCIと同一である．2つのソフトウェアの違いを表3-2に示す．

表3-2 ConGraseTCIとConGraseFの違い

	ConGraseTCI	ConGraseF
適応薬物	プロポフォール	フェンタニル
薬物動態パラメータ	Marshらの定数	Shaferらの定数
グラフ表示色 （血中濃度）	濃い青色	濃い赤色
グラフ表示色 （効果部位濃度）	淡い青色（水色）	淡い赤色（ピンク）
メインウィンドウ 3段目の表示数値	覚醒時間	効果部位濃度
Bolus投与ボタン	10mg, 20mg	25μg, 50μg
初期設定でのTCI標的部位	血液	効果部位

具体的な応用

■プロポフォールTCIによる麻酔管理

　プロポフォール専用TCIソフトConGraseTCIを使用した麻酔管理を紹介する．現在では商用TCIポンプが販売されているが，ConGraseTCIを用いる利点として「精密な記録が残る」ことが挙げられ，研究目的においてConGraseTCIが役に立つものと考えられる．また「血中濃度・効果部位濃度が同時にグラフで表示される」ため，臨床現場でも麻酔経過が把握しやすいと言う長所がある．TCIと定速持続注入をいつでも切り替えられるので，教育目的にも利用可能である．

　ConGraseTCIを操作すると，図3-96のような画面になる．プロポフォール血中濃度は青色，効果部位濃度は淡青色の折れ線グラフで表示される．実際の麻酔症例では，入眠時の効果部位濃度を若干上回る値でプロポフォール濃度を維持するとよい（BISなど客観的な指標に基づいてプロポフォール目標濃度を変更するのも良い）．体動や手術侵襲増大の際には，一時的に目標濃度を上昇させることもある．手術が終了したらプロポフォール投与を終了するが，画面上に覚醒時間が表示されるため，心にゆとりを持って麻酔を管理することができるであろう．プロポフォール濃度が低下するまでは，患者に刺激を与えずじっと待つことがポイントである．不用意な刺激により不十分な覚醒状態で体動が出現するが，十分に覚醒するまでには結局時間がかかるのである．

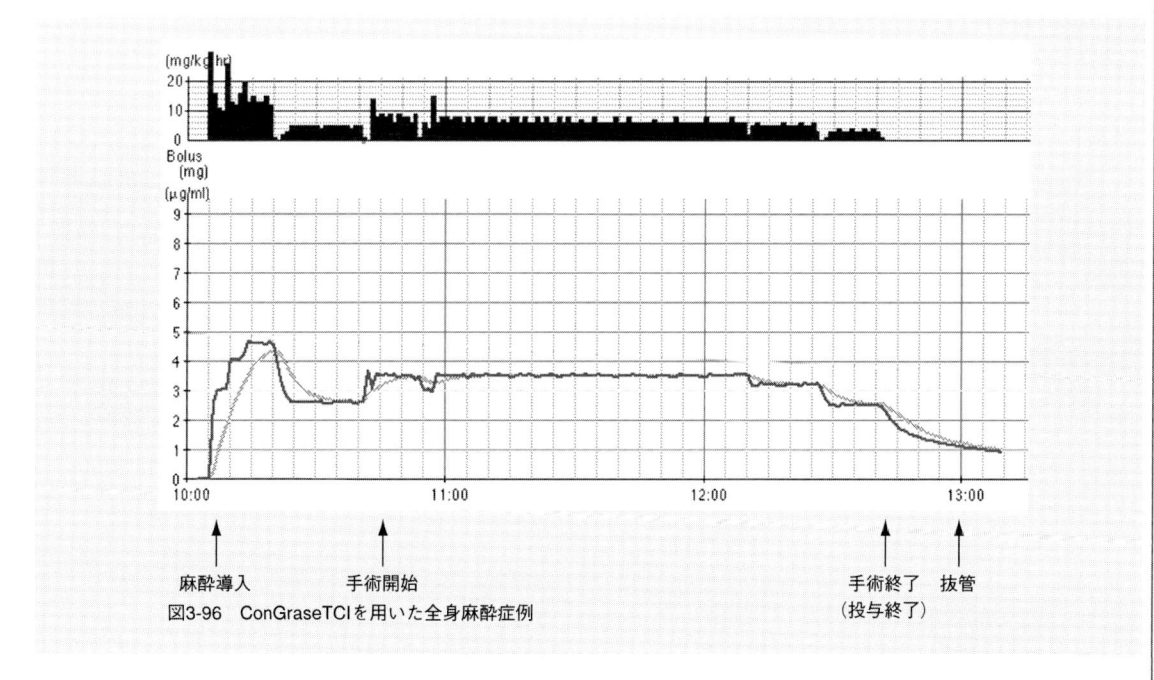

図3-96　ConGraseTCIを用いた全身麻酔症例

2 プロポフォールTCIによる小児の麻酔管理

プロポフォール専用TCIソフトConGraseTCIを使用すると，小児においてもプロポフォールTCIを用いた麻酔管理が可能である．小児（14歳，40kg）に対してConGraseTCIを使用してプロポフォールTCIによる全静脈麻酔を行った記録を示す（図3-97）．麻酔導入時のプロポフォール投与速度が成人症例に比べて大きく，一定濃度を維持するために必要な投与速度が成人例に比べて速やかに低下することがわかる．プロポフォール投与時間は10時間程度であったが，血中濃度が1.5μg/ml程度で覚醒し，速やかに抜管することが可能であった．

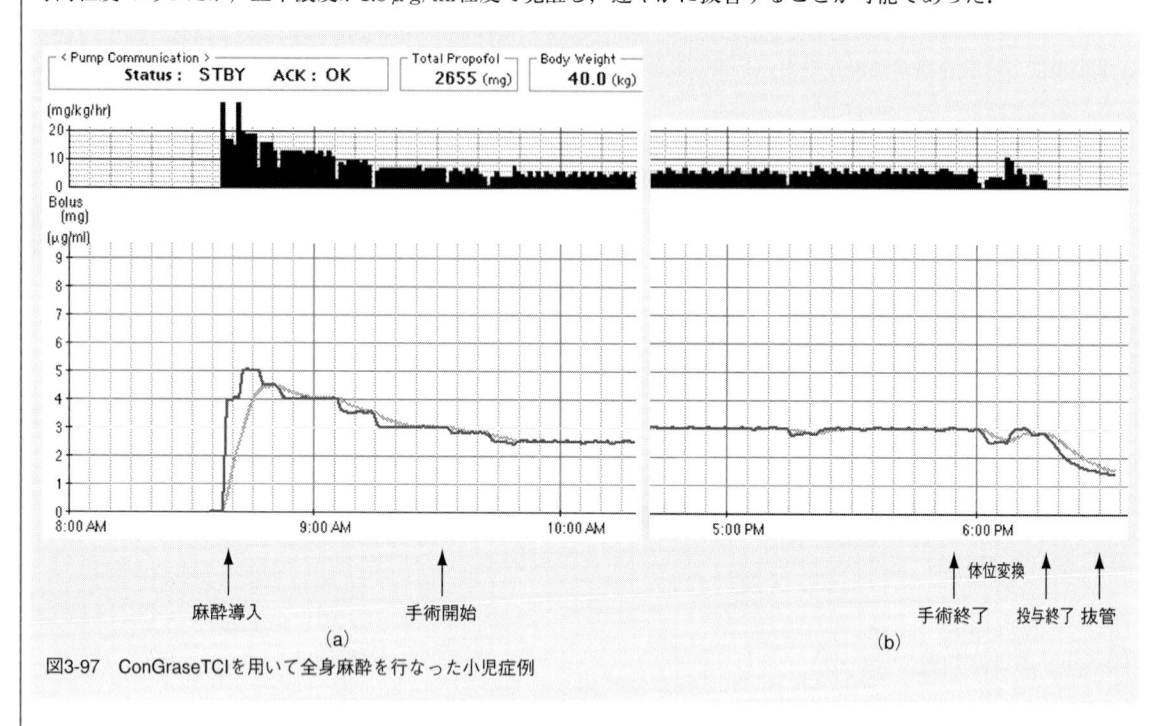

図3-97 ConGraseTCIを用いて全身麻酔を行なった小児症例

❸フェンタニルTCIによる麻酔管理

フェンタニル専用TCIソフトConGraseFを使用した麻酔管理を紹介する．

まず，フェンタニル原液（0.1mg/2ml）を適当な濃度に希釈する．この濃度を，[Analysis] ➡ [Preferences...]を実行して表示される初期設定ダイアログ（図3-95）上で設定する．Graseby 3500では50mlシリンジでのみ急速投与が可能なので，初期設定では10μg/ml（5倍希釈：1Aを10mlに希釈）の濃度に設定されている．

ConGraseTCIと同様の手順でConGraseFを操作すると，図3-98のような画面になる．プロポフォール濃度は青色の折れ線グラフで，フェンタニル濃度は赤色の折れ線グラフで表示されるため，両者を区別することができるはずであるが，それでも薬物の設定間違いが起こり得る．ご利用の際には十分にご注意いただきたい．

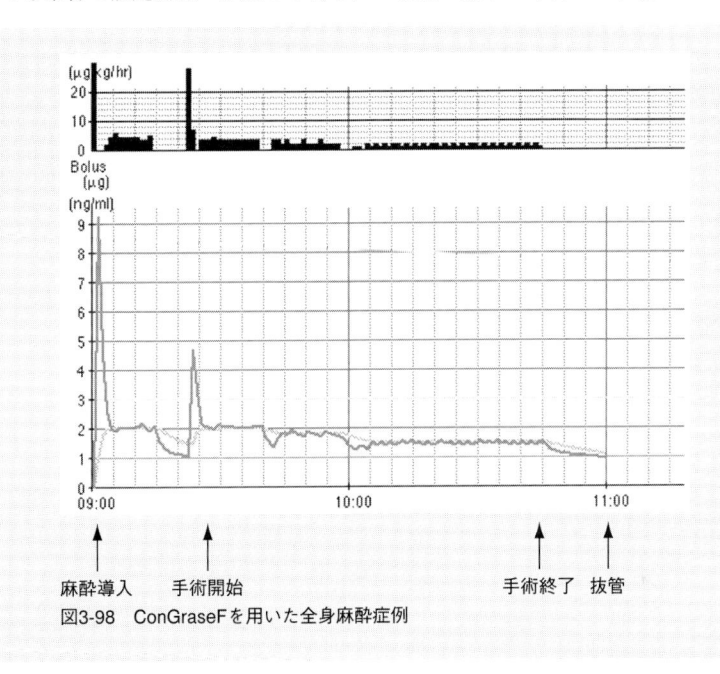

図3-98　ConGraseFを用いた全身麻酔症例

フェンタニルの効果を調節する際には，効果を素早く調節することができる効果部位濃度を標的としたTCIを利用すると良いであろう．この症例では，挿管時・執刀時に2.0ng/ml程度の効果部位濃度を維持し，手術進行と共に1.8ng/ml，1.5ng/mlと徐々に濃度を下げていた．手術終了後は「痛みのないさわやかな目覚め」を実現するため，1.0～2.0ng/ml程度を維持することをお勧めする．

Tipsその他

重要事項＆厳重注意（これだけはどうしても守ってください）

❶本ソフトウェアを使用する場合，Graseby 3500パネルで使用するボタンは，アラーム停止ボタン，電源のOn/OffボタンとPurgeボタンのみである．それ以外のボタンを使用した場合には復帰させるために複雑な手順が必要である．特に空になったシリンジを取り変える場合には，交換後にシリンジポンプ側でPurgeを行った後，Macintosh側から注入再開の指示（ダイアログ上のOKボタンをクリック）を行うこと．絶対にGraseby 3500シリンジポンプ上の［Start］ボタンを押さないで頂きたい．

❷Graseby 3500は3秒間以上シリアルポート経由の通信がない場合にはアラームを表示する．これは通信回線の異常を早期に発見するための仕様であり，回避することはできない．Macintoshの全てのソフトウェアはメニューを表示している間，処理が一時中断する．このため，ConGraseのみならず他のソフトウェアでメニューを3秒以上表示し続けた場合など，3秒間以上通信処理が途絶えた場合にアラームが確実に発生する．アラームからの復帰手順は正確に行うとともに，このアラームを避けるために次のような手段が有効である．

　①メニュー操作は手早く行う．
　②メニューからの操作を避け，メインウィンドウ上のボタンを利用する．
　③バックグラウンドで他のアプリケーションを動作させない．
　④できるだけ処理速度の速いMacintosh又はPowerMacintoshを使用する．

▶ソフトウェア解説

ConGrase

❸何らかの状況でGraseby 3500がアラームを報告した場合，あわててアラームを止めないこと．ConGraseはGraseby 3500からアラームが報告されると，またシリンジが停止していると画面上に警告ダイアログを表示する（図3-99）．このダイアログが表示されてから，必要な対応を行い，その後にGraseby 3500のアラームボタンを押してアラームを解除すること．特に，アラームが表示されているにもかかわらずポンプが注入動作を続けている場合には，Graseby 3500上の［STOP］ボタンを押してポンプの動作を停止すること．

　アラームを解除しポンプが停止しているのを確認した後，ダイアログ上のボタン（［Cleared ALRM status］）をクリックするとプロポフォールの注入が再開される．この手順は絶対に守って頂きたい．

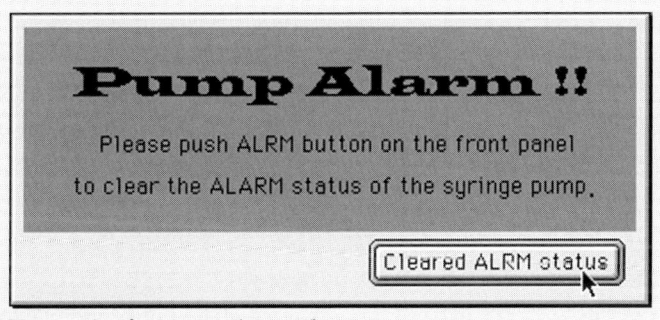

図3-99　ポンプアラーム・ダイアログ

❹アラーム発生時の対処手順は次のとおりである．
　①Graseby 3500がアラーム音を鳴らす．（→ここでアラームを止めない！）
　②ConGraseがアラームダイアログを表示する．（約3秒以内）
　③Graseby 3500のアラームを止める．
　④必要な対処を行う．ポンプが注入動作を続けていたら，ポンプ上の［STOP］ボタンを押して停止させる．
　⑤ConGraseがアラームダイアログ上の［Cleared ALRM status］ボタンをクリックする．

PropofolFMon

Mac

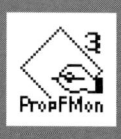

http://homepage1.nifty.com/m_nakao/

O S：Mac OS 8.6以上（OS X 対応　Carbon版あり）
Author：中尾正和（JA広島総合病院麻酔科）
Ver.：3.2

PropofolFMonとは

　インフュージョンポンプとMacintoshをシリアルインターフェイスで接続し，投与量，速度などの情報をとりこんで，静脈麻酔薬の濃度を自動的に計算させるソフトウェアである．PropofolFMonでは，Macintoshによるインフュージョンポンプの速度コントロールを行なっていないので厳密にはTCIではない．ちょうど麻酔ガスのモニターが呼気濃度から血中濃度を推定する感覚で利用できるので，プロポフォール（Propofol）とフェンタニル（Fentanyl）の濃度をモニター（Monitor）するという意味からPropofolFMonと呼んでいる．

　開発の歴史；1996年当時，プロポフォールがわが国でもようやく使用可能になったばかりで，単純なボーラス投与と通常のシリンジポンプによる持続投与では乱暴な麻酔管理となりやすかった．既に静脈麻酔を机上でシミュレーションするソフトウェアはあったが，実際の麻酔管理では専任のオペレータでもいない限り実用的ではなかった．当時発売されたプロポフォール専用ポンプのテルモSTC-525XにはRS-232Cインターフェイスがあり，これを利用してデータを自動入力させ，静脈麻酔薬の血中濃度をリアルタイムにシミュレーションするPropofolMonを開発したのが始まりである．その後フェンタニルのシミュレーションも可能としたPropofolFMonに発展し，サポートするインフュージョンポンプもGraseby 3500，テルモ社の各機種，Sabratek，Gemini，Alaris，Baxter社の汎用ポンプ，そして商用TCIポンプTE-371，Graseby 3500 TCIと，わが国で流通しているRS-232Cインターフェイス付きポンプはほぼ網羅している．Mac OSのバージョンアップに合わせて，OS Xまで対応している．

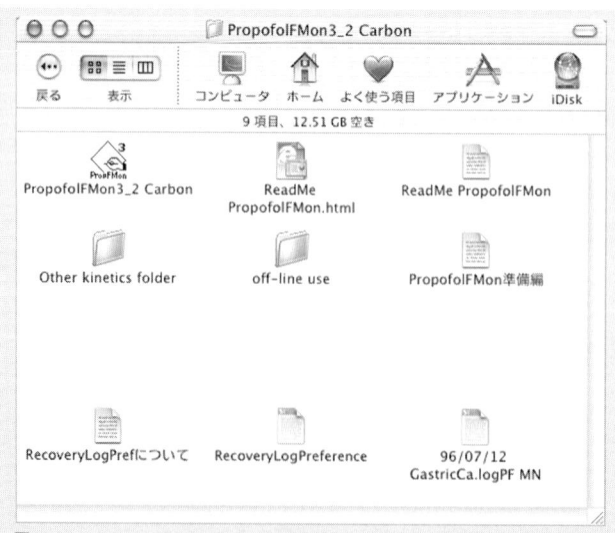

図3-100　PropofolFMonのフォルダ内容（OS X Native なCarbon 版PropofolFMon3_2 Carbonの場合）

▶ソフトウェア解説

PropofolMon

インストール方法

　Webページからダウンロードしたファイルを StuffIt で解凍すると PropofolFMon*_* **** (**はバージョン，動作CPUによって異なる) というフォルダができる (図3-100). Mac OS X版Carbonと，OS Xより前のOS用にPowerPC版と68K版がある．インストーラはなく，自分のシステムにあったプログラムをこのフォルダごと，自分のハードディスクにドラッグ&ドロップでコピーすれば完了である．Mac OS Xではアプリケーションフォルダに入れる．USB-シリアル変換アダプタが必要な時にはドライバをインストールする．(変換アダプタの製造元のWebページなどで，そのアダプタが自分のMac OSのバージョンに対応しているかどうかを確認．USB-シリアル変換アダプタについては第2章を参照．)

基本的な使用方法

　Macintoshの一般的なアプリケーションの操作方法と同じで，PropofolFMonのアイコンをダブルクリックするか，アイコンを選択しFinderの [ファイル] メニューから [開く] を選んで開始する．初回の起動では初期設定が保存されていないので，各種の初期設定用の画面がつぎつぎに出てくる．まず鎮痛薬と鎮静薬 (図3-101) の薬剤濃度 (持続静注時) と薬物動態パラメータを確認し，設定する[※1]．

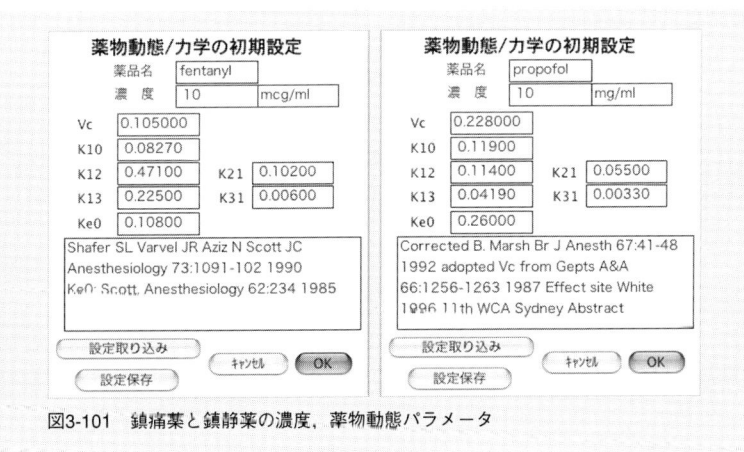

図3-101　鎮痛薬と鎮静薬の濃度，薬物動態パラメータ

※1：Other kinetics folderの中に各種薬物動態パラメータが入っている．必要に応じて [設定取り込み] ボタンでとりこんで [OK] ボタンをクリックすればよい．

引き続いて，図3-102のように計算間隔を選択する．実際には薬剤を投与しても血中に均一に分散する時間も必要であり，CPUの性能によって選んでみてもよい．

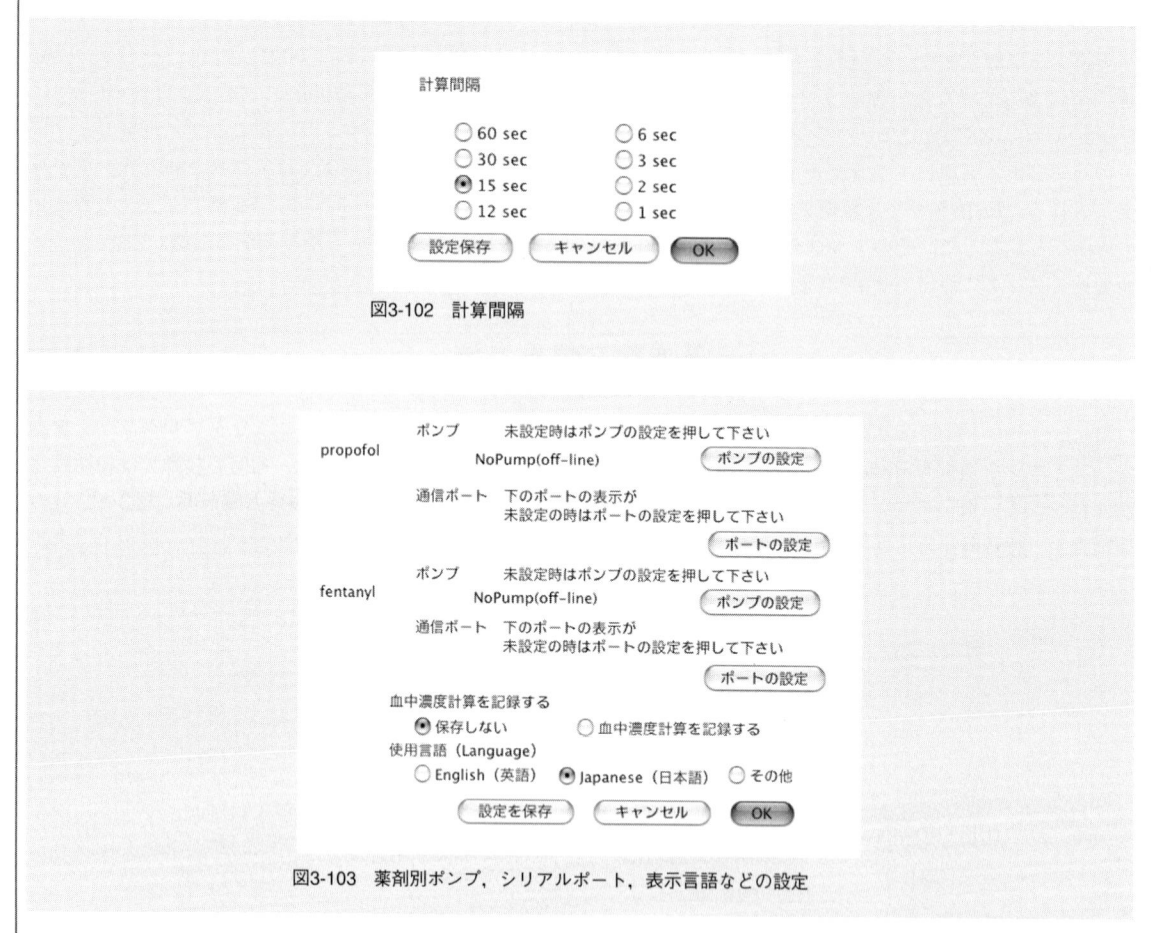

図3-102　計算間隔

図3-103　薬剤別ポンプ，シリアルポート，表示言語などの設定

次にインフュージョンポンプ，シリアルポートの名称（図3-103）などを聞いてくる．初期設定はポンプ接続なしで利用するモードになっている．［血中濃度計算を記録する］のオプションを選ぶと15秒ごとに各濃度，投与速度，コンパートメント濃度などが時系列でタブ区切りテキスト形式で保存できる（図3-112）[※2]．

　［ポンプの設定］ボタンをクリックするとポンプを設定できる（図3-104）．なお，Graseby 3500はTCI（Diprifusor）モードとNormalモードでは出力されてくる投与速度の情報が異なる（前者ではmL/hrの数値，後者ではmg/kg/hrの数値）．使用モードに合わせて選択する．

※2：保存間隔は［初期設定］メニューの［保存間隔］で変えることができる．

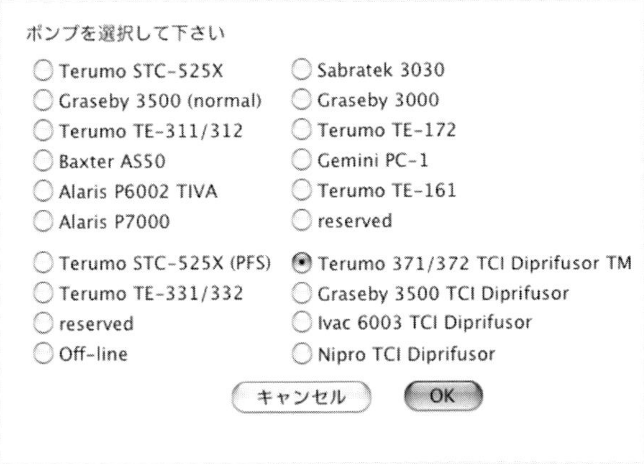

▶ソフトウェア解説

図3-104　ポンプの設定

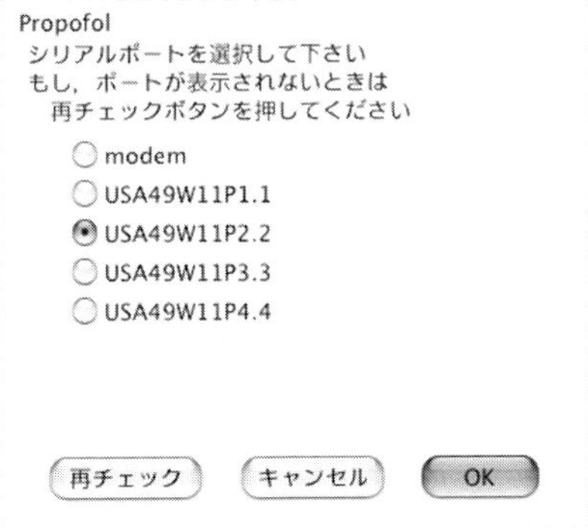

図3-105　シリアルポートの選択

　［ポートの設定］ボタンをクリックすると図3-105のような画面が表示される．シリアルポートはソフトウェア起動時にOSに登録されているポートがリストされるので選択する．もしUSB-シリアル変換アダプタを挿入し忘れたときには，この時点で挿入して［再チェック］ボタンをクリックすると再検索してリストアップされる．毎回同じ条件で利用するときには，この時点で初期設定を保存しておくと，起動時にこのステップまでを自動的にスキップするので煩わしさがない[※3]．

※3：一旦保存した初期設定はIV_simOnLineAnalgesicsPrefとIV_simOnLineHypnoticsPrefに保管されている．新しい設定に変更したいときには［設定を保存］で上書きすればよいし，再び毎回初期設定をしたいときにはこの2つのファイルをごみ箱に入れればよい．

■毎回必ずでてくる画面

ポンプ側から患者体重などの情報が得られない場合（Graseby 3500など）は，体重の入力を促される（図3-106）．

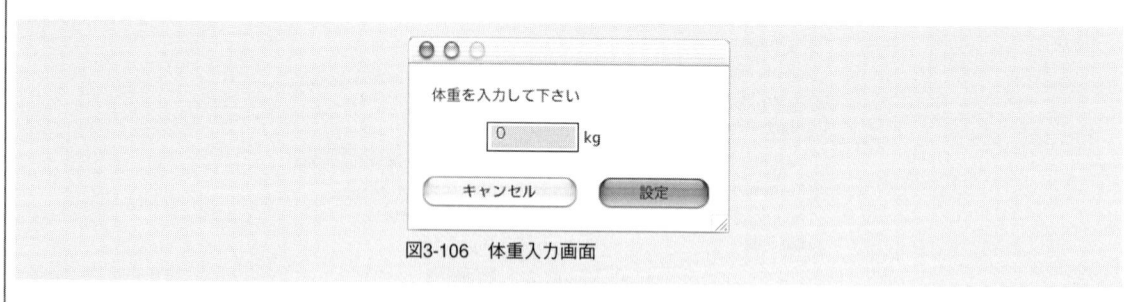

図3-106　体重入力画面

最後にファイル保存画面である（図3-107）．自動的に日時がファイル名の一部になっているので，患者名などを追加して保存する．

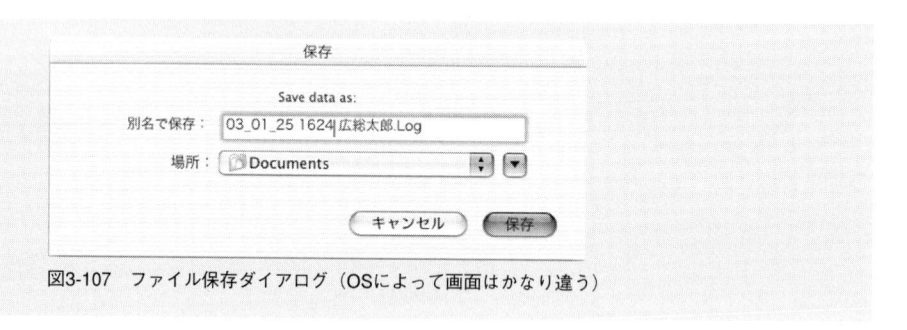

図3-107　ファイル保存ダイアログ（OSによって画面はかなり違う）

▶ソフトウェア解説

画 面 の 解 説

画面はトレンドグラフ，数値画面，コンパートメントモデル画面などがある．

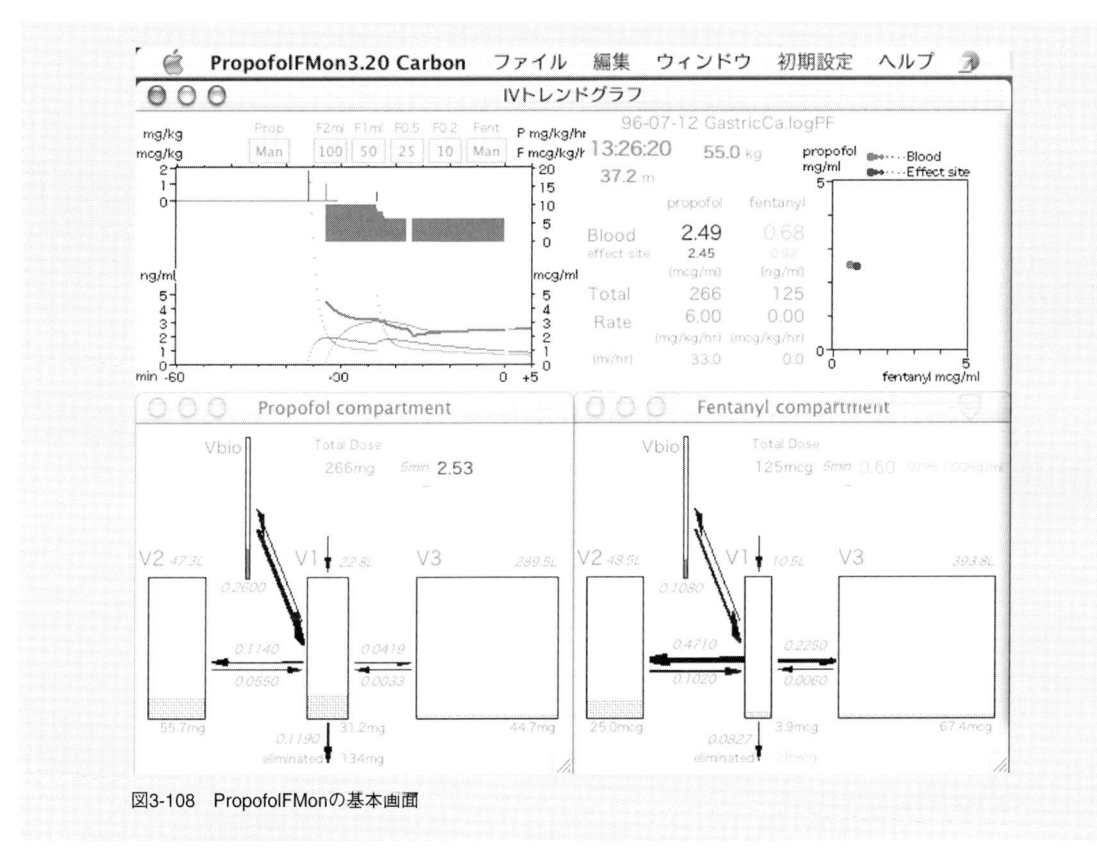

図3-108　PropofolFMonの基本画面

　トレンドグラフ画面（図3-108上）には1時間分の投与速度，血中濃度，効果部位濃度のトレンドグラフと，デジタル数値での表示，鎮痛薬と鎮静薬の相互関係をわかりやすくするための2次元表示がある．コンパートメントグラフ画面（図3-108下）は，3コンパートメントモデルの円柱の直径でコンパートメントの大きさを表示し，水柱の高さで各コンパートメントの濃度を表示するようになっている．数値表示画面（図3-109）では投与設定の変更履歴が表示される．

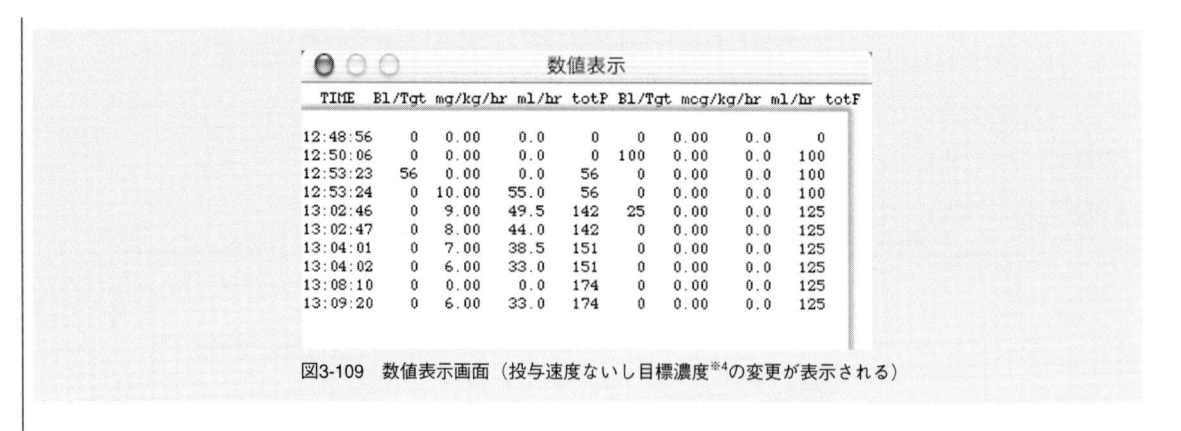

図3-109 数値表示画面（投与速度ないし目標濃度※4の変更が表示される）

オンラインで利用できないとき

　PropofolFMonは麻酔管理中に鎮静薬と鎮痛薬の両者を計算できるように作られている．インフュージョンポンプとシリアルインターフェースで接続すればデータが自動入力されるので簡便だが，どちらか一方ないし両方ともマニュアル入力することも可能で，いろいろなユーザー環境に対応している．例えばフェンタニルは，原液を0.5〜1mLずつボーラス投与することが多いが，ボタンをクリックすればすむ（図3-110）．もちろん持続投与も手作業で入力して計算できる．

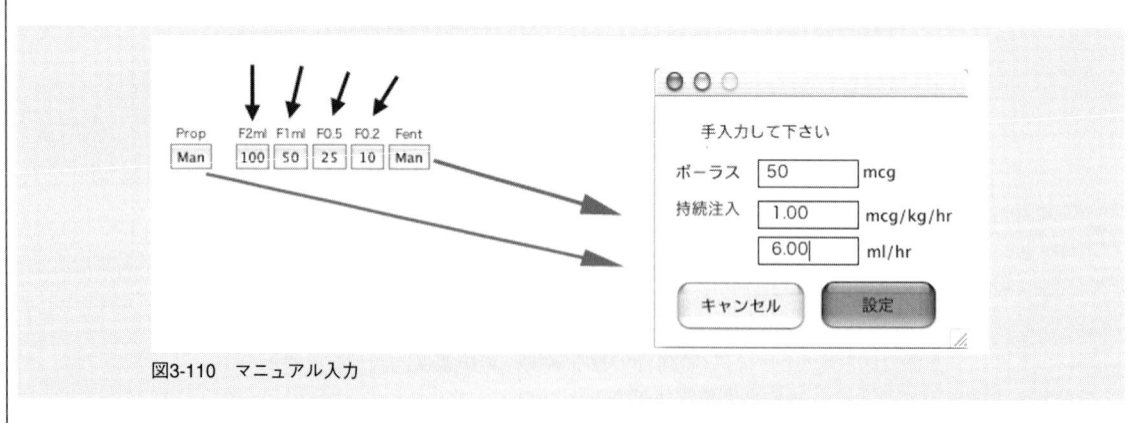

図3-110　マニュアル入力

※4：現バージョンでは目標濃度設定データが得られるのはテルモ社TE-371のみである．

▶ソフトウェア解説

PropofolFMon

Tipsその他

1 PropofolFMonの安全性

　パソコンを接続してインフュージョンポンプを外部からコントロールするTCIソフトウェアは本書の他項目に記述があるが，あくまで臨床研究目的である．一般ユーザーがポンプを外部コントロールするときに起こりうるすべてのトラブルに対応することは困難であるからである．一方，PropofolFMonのようにポンプの情報を外部からモニターするのみであれば，たとえケーブルが断線したり，万が一ソフトウェアが停電で停止したり暴走してもポンプ自体はそのまま稼働する堅牢性をもっている．また高価な商用TCIポンプを購入することができなくても，余ったMacintoshがあれば動作させられる．要は麻酔ガスモニターと同じ感覚で，一般の麻酔科医が日頃の麻酔管理に利用できる．

2 作成されるファイルの説明

　図3-107で指定した名称のタブ区切りテキスト形式の投与履歴ファイルが自動的に作成される．図3-111に78歳の開心術患者に対して，TE-371 Dipritusorによるプロポフォールと TE-312によるフェンタニル持続投与を行った例を示す．

TIME	propofolBolus	mg/kg/hr	ml/hr	totIP	fentanyl Bol	mcg/k/h	ml/hr	totIF	propofolTarget	fentanylTa	BW =	67
08:52:23	0	0	0	0	0	0	0	0				
09:21:07	0	0	0	0	0	0	0	0	8	0		
09:21:21	0	0	0	0	90	0	0	98	0			
09:22:30	0	179.1	1200	1	0	0	0	100	2			
09:35:28	0	5.97	40	125	0	0	0	100	1.7			
09:43:02	0	0	0	160	0	0	0	100	1			
10:05:56	0	138.66	929	204	0	0	0	100	1.8			
10:07:55	0	4.93	33	225	0	0	0	100	3			
10:09:40	0	9.1	61	261	0	0	0	104	3			
10:09:47	0	9.1	61	262	48	0	0	152	3			
10:13:52	0	0	0	303	0	0	0	152	2			
10:17:28	0	4.63	31	311	0	0	0	160	2			
10:17:35	0	5.52	31	311	42	0.9	3	202	2			
10:17:37	0	4.63	31	312	0	0	0	202	2			
10:17:43	0	4.63	31	312	0	1.8	6	202	2			
10:20:27	0	179.1	1200	332	0	1.8	6	210	3.1			
10:22:23	0	0	0	362	0	1.8	6	212	3			
10:30:19	0	0	0	430	0	1.8	6	228	2.5			
10:40:57	0	0	0	489	0	1.8	6	250	0			
10:41:14	0	29.1	195	489	0	1.8	6	250	2.5			
10:45:30	0	5.37	36	517	0	1.8	6	260	2			
12:35:46	0	0	0	989	0	1.8	6	480	0			
12:36:06	0	22.54	151	989	0	1.8	6	480	2			
13:40:20	0	3.73	25	1264	0	0	0	610	2			
13:40:25	0	3.73	25	1264	0	1.5	5	608	2			
14:14:27	0	0	0	1406	0	1.5	5	666	1.8			
14:43:14	0	0	0	1503	0	1.5	5	714	0			

図3-111 投与速度，目標濃度変更の記録ログファイル

もし，初期設定（図3-103）で［血中濃度計算を記録する］を選んだ場合，同一名称で拡張子が.Cnとなった濃度記録ファイルが作成される（図3-112）．（［保存しない］を選択した場合はCnという名称の同一ファイルが作成され，毎回上書きされる）

96-07-12 GastricCa.logPF M.m.Cn

	A	B	C	D	E	F	G	H	I	J	K	L	M
1	TIME	propofolBolu	mg/kg/hr	ml/hr	totP	TargetP	ConcP	ConcBio	ConcFas	ConcSlo	Comp1F	Comp2F	Comp3F
6	12:50:21	0	0	0	0	0	0	0	0	0	0	0	0
7	12:50:36	0	0	0	0	0	0	0	0	0	0	0	0
8	12:50:51	0	0	0	0	0	0	0	0	0	0	0	0
9	12:51:06	0	0	0	0	0	0	0	0	0	0	0	0
10	12:51:21	0	0	0	0	0	0	0	0	0	0	0	0
11	12:51:36	0	0	0	0	0	0	0	0	0	0	0	0
12	12:51:51	0	0	0	0	0	0	0	0	0	0	0	0
13	12:52:06	0	0	0	0	0	0	0	0	0	0	0	0
14	12:52:21	0	0	0	0	0	0	0	0	0	0	0	0
15	12:52:36	0	0	0	0	0	0	0	0	0	0	0	0
16	12:52:51	0	0	0	0	0	0	0	0	0	0	0	0
17	12:53:06	0	0	0	0	0	0	0	0	0	0	0	0
18	12:53:21	0	0	0	0	0	0	0	0	0	0	0	0
19	12:53:39	0	10	55	58.3	0	4.493	0.145	0.031	0.002	56.34	0.808	0.298
20	12:53:54	0	10	55	60.6	0	4.373	0.414	0.091	0.006	54.83	2.37	0.88
21	12:54:09	0	10	55	62.9	0	4.262	0.66	0.149	0.009	53.45	3.87	1.446
22	12:54:24	0	10	55	65.2	0	4.161	0.883	0.204	0.013	52.17	5.312	1.998
23	12:54:39	0	10	55	67.5	0	4.067	1.086	0.258	0.016	51.01	6.699	2.536
24	12:54:54	0	10	55	69.8	0	3.982	1.271	0.309	0.019	49.93	8.036	3.062
25	12:55:09	0	10	55	72	0	3.903	1.439	0.359	0.022	48.95	9.325	3.578
26	12:55:24	0	10	55	74.3	0	3.832	1.592	0.407	0.026	48.05	10.57	4.082
27	12:55:39	0	10	55	76.6	0	3.766	1.731	0.453	0.029	47.22	11.77	4.578
28	12:55:54	0	10	55	78.9	0	3.706	1.857	0.498	0.032	46.47	12.94	5.064
29	12:56:09	0	10	55	81.2	0	3.651	1.972	0.541	0.035	45.78	14.07	5.543
30	12:56:24	0	10	55	83.5	0	3.601	2.076	0.583	0.038	45.15	15.16	6.015
31	12:56:39	0	10	55	85.8	0	3.555	2.17	0.624	0.041	44.58	16.23	6.479
32	12:56:54	0	10	55	88.1	0	3.514	2.256	0.664	0.044	44.07	17.26	6.938
33	12:57:09	0	10	55	90.4	0	3.476	2.334	0.703	0.046	43.6	18.26	7.391
34	12:57:24	0	10	55	92.7	0	3.443	2.405	0.74	0.049	43.17	19.24	7.839
35	12:57:39	0	10	55	95	0	3.412	2.469	0.777	0.052	42.79	20.2	8.283

	N	O	P	Q	R	S	T	U	V	W	X
1	ErrMS(	ErrNu	fentanyl B	mcg/kg/hr	ml/hr	totF	TargetF	ConcF	ConcBio	ConcFas	ConcS
6		0	100	0	0	100	0	15.74	0.217	0.205	0.
7		0	0	0	0	100	0	13	0.593	0.561	0.
8		0	0	0	0	100	0	10.78	0.893	0.845	0.
9		0	0	0	0	100	0	8.979	1.131	1.071	0.
10		0	0	0	0	100	0	7.52	1.32	1.251	0.
11		0	0	0	0	100	0	6.336	1.469	1.394	0.
12		0	0	0	0	100	0	5.375	1.585	1.506	0.
13		0	0	0	0	100	0	4.596	1.675	1.593	0.
14		0	0	0	0	100	0	3.963	1.744	1.66	0.
15		0	0	0	0	100	0	3.448	1.796	1.711	0.
16		0	0	0	0	100	0	3.029	1.835	1.75	0.
17		0	0	0	0	100	0	2.689	1.862	1.777	0.
18		0	0	0	0	100	0	2.411	1.88	1.797	0.
19		0	0	0	0	100	0	2.184	1.891	1.809	0.
20		0	0	0	0	100	0	1.998	1.896	1.816	0.
21		0	0	0	0	100	0	1.846	1.897	1.819	0.
22		0	0	0	0	100	0	1.721	1.894	1.818	0
23		0	0	0	0	100	0	1.618	1.888	1.814	0.
24		0	0	0	0	100	0	1.533	1.879	1.808	0.
25		0	0	0	0	100	0	1.463	1.869	1.8	0.
26		0	0	0	0	100	0	1.403	1.857	1.791	0.
27		0	0	0	0	100	0	1.354	1.845	1.781	0
28		0	0	0	0	100	0	1.312	1.831	1.769	0.
29		0	0	0	0	100	0	1.276	1.817	1.757	0.
30		0	0	0	0	100	0	1.246	1.802	1.745	0.
31		0	0	0	0	100	0	1.219	1.787	1.732	0.
32		0	0	0	0	100	0	1.196	1.771	1.719	0.
33		0	0	0	0	100	0	1.176	1.756	1.705	0
34		0	0	0	0	100	0	1.158	1.74	1.692	0.
35		0	0	0	0	100	0	1.142	1.724	1.678	0.

96-07-12 GastricCa.logPF M.m.Cn

コマンド　SCRL　CAPS　NUM

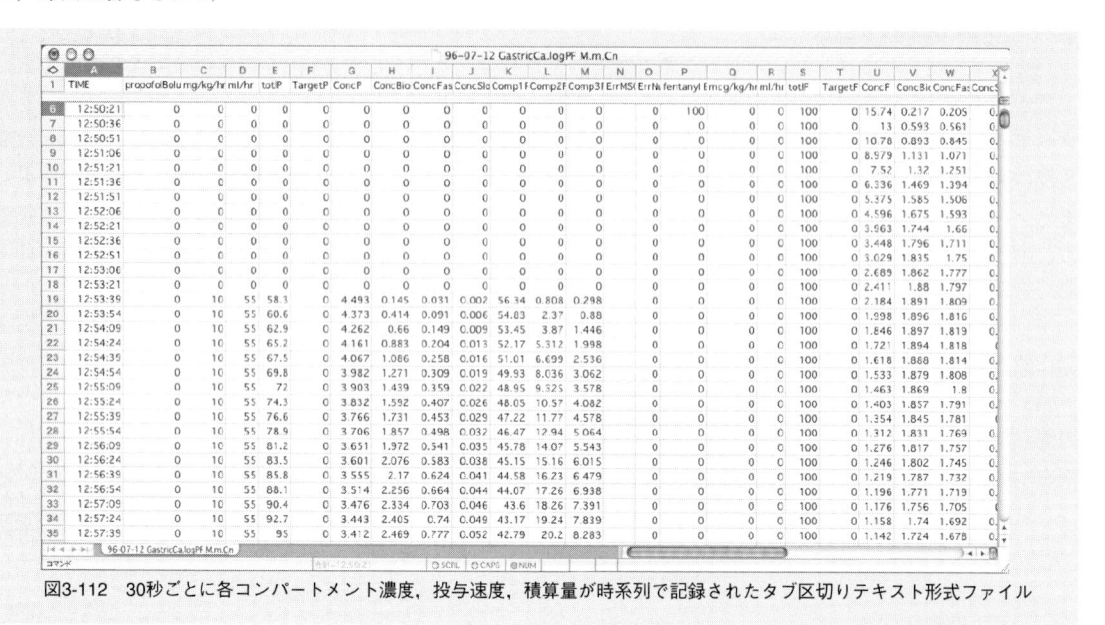

図3-112　30秒ごとに各コンパートメント濃度，投与速度，積算量が時系列で記録されたタブ区切りテキスト形式ファイル

3 追加の機能

本ソフトウェアは実時間での利用を意図しているが，ログファイルから再現する機能もある．たとえログ記録がなくてもoff-line useというフォルダ内のF&P offline Target.xlsを利用すれば，体重と静注用薬剤濃度の設定を確認した後，麻酔薬の投与時刻，投与速度，ボーラス量を入れて，タブ区切りテキスト形式のファイルで保存すれば再現できる．現在のバージョンではTCIモードにも対応しており，Targetの列に目標濃度を入れればTCIモードとみなしてくれる（Targetの列に0より大きい数値が入ると，投与速度情報は入力しても無視されるので注意）※5．

※5：これらの機能は姉妹ソフトのIV_Sim3（第3章IV_Sim3の項を参照）でも可能である．

4 隠し機能

アプリケーションが入っているフォルダ内のRecoveryLogPreferenceをフォルダ外に出すと，筆者が覚醒時濃度データを収集するために利用していたRecovery process記録機能がトレンド画面から利用できるようになる．導入時の睫毛反射消失，呼名反応消失時，覚醒過程で呼名反応が出たとき，抜管，生年月日が正しく言えたとき．退室可能と判断したときにそれぞれのボタンをクリックすれば，そのときの濃度を表示保存できる（図3-113）．薬物動態薬物力学の経験の蓄積に役立つかもしれない．

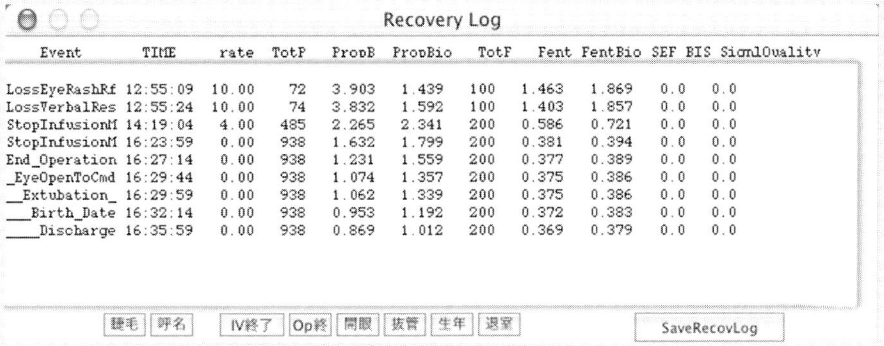

```
                            Recovery Log
  Event          TIME     rate  TotP  PropB  PropBio  TotF  Fent  FentBio  SEF  BIS  SignlQuality
  LossEyeRashRf 12:55:09  10.00  72   3.903  1.439    100   1.463 1.869    0.0  0.0
  LossVerbalRes 12:55:24  10.00  74   3.832  1.592    100   1.403 1.857    0.0  0.0
  StopInfusionI 14:19:04   4.00 485   2.265  2.341    200   0.586 0.721    0.0  0.0
  StopInfusionI 16:23:59   0.00 938   1.632  1.799    200   0.381 0.394    0.0  0.0
  End_Operation 16:27:14   0.00 938   1.231  1.559    200   0.377 0.389    0.0  0.0
  _EyeOpenToCmd 16:29:44   0.00 938   1.074  1.357    200   0.375 0.386    0.0  0.0
  __Extubation_ 16:29:59   0.00 938   1.062  1.339    200   0.375 0.386    0.0  0.0
  ___Birth_Date 16:32:14   0.00 938   0.953  1.192    200   0.372 0.383    0.0  0.0
  ____Discharge 16:35:59   0.00 938   0.869  1.012    200   0.369 0.379    0.0  0.0

  [睫毛] [呼名]  [IV終了][Op終][開眼][抜管][生年][退室]              [SaveRecovLog]
```

図3-113　隠し機能のRecovery Log

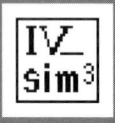

IV_Sim3

Mac

OS ：Mac OS 8.6以上，(OS X対応Carbon版あり)
Author：中尾正和（JA広島総合病院麻酔科）
Ver.：3.2

http://homepage1.nifty.com/m_nakao/

IV_Sim3とは

　Mac OSのもとで，静脈麻酔薬の薬物動態をオフラインでシミュレーションするソフトウェアである．姉妹ソフトのPropofolFMonとは共通のエンジンを利用しており，ほぼ同じユーザーインターフェイスをとっている．大きく分けて3つの動作モードがある．

（1）プロトコルを入力してまとめてシミュレーションする
（2）TCI（Target Controlled Infusion）やNormalモード（ボーラスと持続投与）をインタラクティブにシミュレーションする
（3）過去の投与記録を再現する

　開発の歴史；1992年の日本麻酔学会（福岡）のソフトウェアコンテスト参加作品，IV_Simにさかのぼる．これはマイクロソフト社QuickBASICを使用して，Dr.P.Maitrreのオリジナル[1]を当時日本で使用されていたNEC PC9801シリーズやIBM-PC互換機用のMS-DOS，およびMacintoshでグラフィック表示できるように移植したものである．その後，PC9801シリーズやMS-DOSが衰退し，Macintosh版IV_Simのみが動作可能であった．丁度その頃，QuickBASICがサポートされなくなったため，FutureBASIC（StazSoftware, USA）に開発環境を移行し，IV_Simのアルゴリズムを利用してオンラインシミュレーションソフトウェアのPropofolFMonを開発しはじめた．PropofolFMonのユーザーから，過去の投与記録を入力してオフラインシミュレーションするソフトウェアの希望があり，再度オフライン専用版IV_Sim3を開発．現在はMac OSのバージョンアップに合わせて，OS Xまで対応している．

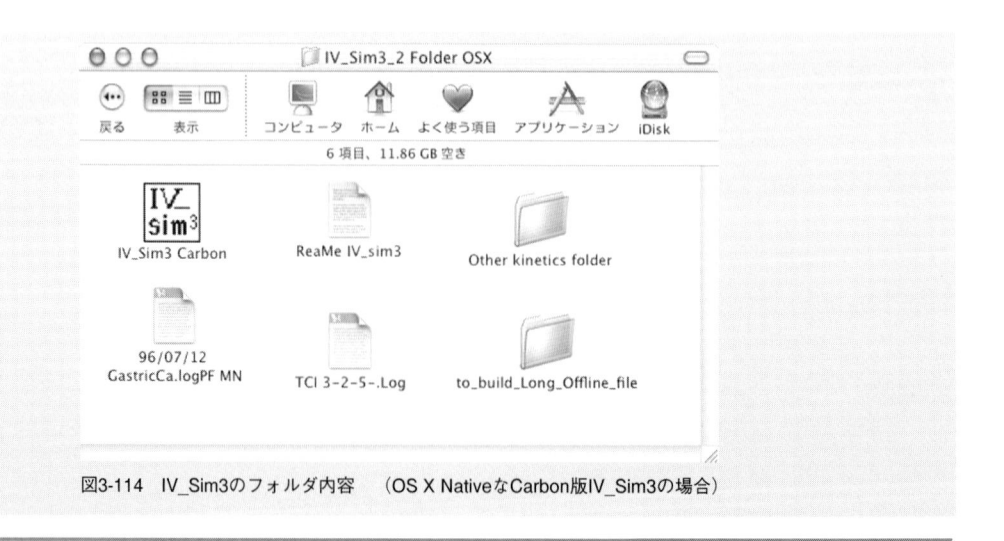

図3-114　IV_Sim3のフォルダ内容　（OS X NativeなCarbon版IV_Sim3の場合）

※1：正確にはDr.P.Maitrre, Dept of Anesth, University Hosp, Basel, Switzerlandのオリジナルを Dr.T.Scanlon, NHSD San Diego, USAがANSI BASIC versionに書き直したソースコードを現在，国立成育医療センターの宮坂勝之先生に頂いたものである．

▶ソフトウェア解説

IV_Sim3

インストール方法

　WebページからダウンロードしたファイルをStuffItで解凍するとIV_Sim*_* ****（**はバージョン，動作CPUによって異なる）というフォルダができる（図3-114）．Mac OS X版Carbonと，OS Xより前のOS用にPowerPC版と68K版がある．インストーラはなく，自分のシステムにあったプログラムをこのフォルダごと，自分のハードディスクにドラッグ＆ドロップでコピーすれば完了である．Mac OS Xではアプリケーションフォルダに入れる．

基本的な使用方法

　Macintoshでの一般的なアプリケーションの操作方法と同じで，IV_Sim3のアイコンをダブルクリックするか，アイコンを選択しFinderの［ファイル］メニューから［開く］を選んで開始する．初回の起動では初期設定が保存されていないので，各種の初期設定用の画面がつぎつぎに出てくる．まず鎮痛薬と鎮静薬の薬剤濃度（持続静注時）と薬物動態パラメータを確認し，設定する．このあたりはPropofolFMonと全く同じであるのでPropofolFMonのセクションを参考にして欲しい．

■1 投与履歴（プロトコル）を作って動作させるモード

　［ファイル］メニューから［新患者プロトコル入力］を選ぶとこのモードに入る（図3-115）．

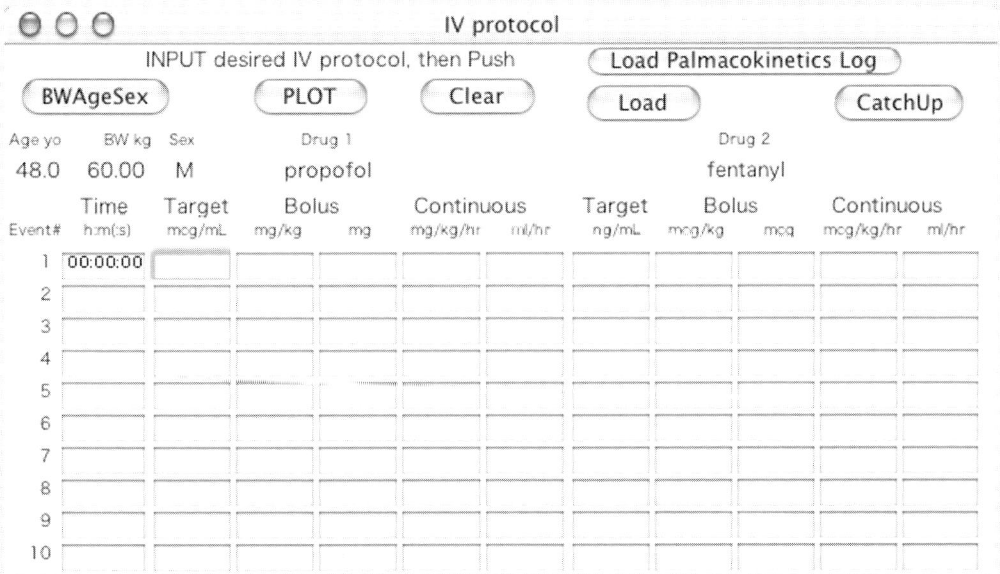

図3-115　プロトコル入力ウィンドウ

ここでまず，[BWAgeSex]のボタンをクリックして，体重，年齢，性別を入力する[※2]（図3-116）

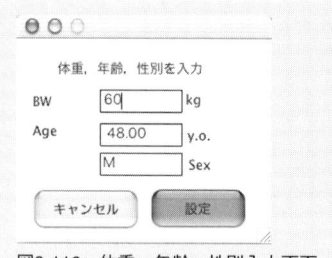

図3-116 体重，年齢，性別入力画面

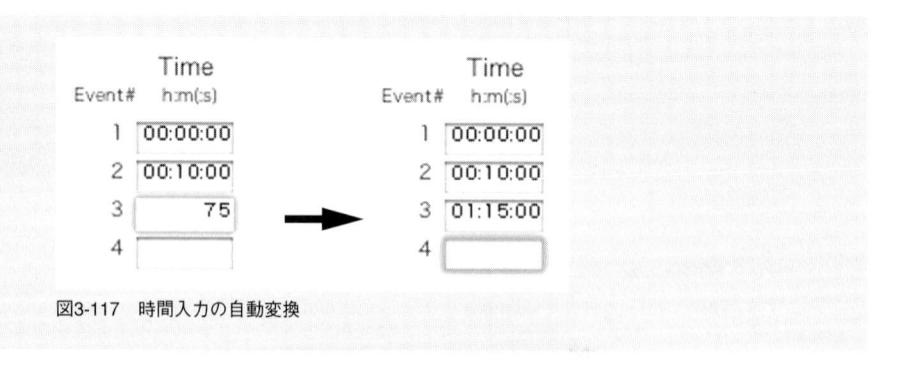

プロトコルは，オフラインのシミュレーションソフトでよく使われているスプレッドシート型の入力画面に直接入力する．カーソルの動きや入力はスプレッドシート風のインターフェイスであり，ユーザーが入力を簡便に行えるように留意されている．各入力セルからのカーソルの移動は，マウスで直接セルをクリックするか→か tab キーで右へ，←か shift + tab キーで左へ動き，↑で上に，↓か return キーで下に移動する．Timeの列には投与速度を変更した時刻を入れる．時分秒，時分，分単位での入力が可能で，数値入力は時間単位に自動変換される．全角での入力は return キーで確定して再度 return キーを押すと自動的に半角に変換される（図3-117）．

図3-117 時間入力の自動変換

※2：現バージョンでは利用している薬物動態に年齢や性別による差を考慮していないので無視してもよい．

▶ソフトウェア解説

投与量はボーラス量（kgあたりと実際量），投与速度（mg/kg/hrとmL/hr）の列に入力する．Bolus，Continuousの体重当たりと実際量のどちらかを入力後に return キーを押して確定すると，自動的に他方の列には単位変換された投与量が表示される．

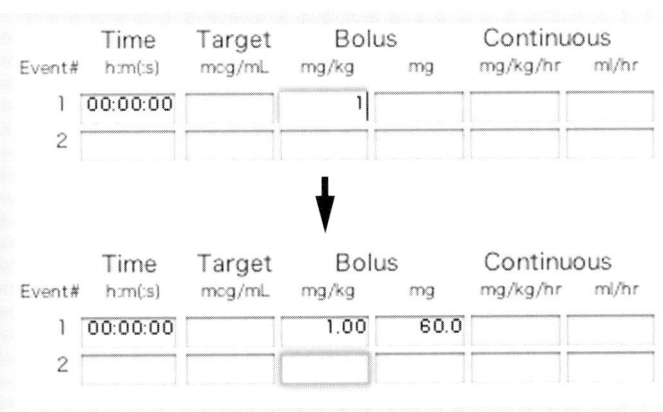

図3-118 体重当たりと実際量の自動変換（60kgの場合）

Targetの列に目標濃度を入力するとTCIモードが優先される．すなわちBolusやContinuousの入力はすべて無視される．

入力が完成して［PLOT］ボタンをクリックすれば，まずこの入力したプロトコルを保存してから，シミュレーションを開始し，濃度変化がトレンドグラフとして表示される[※3]．

※3：追っかけ再生モードが［CatchUp］ボタンでスタートできる．おまけの機能の項を参照．

静脈麻酔／TCIソフトウェアガイドブック

図3-119　出力画面

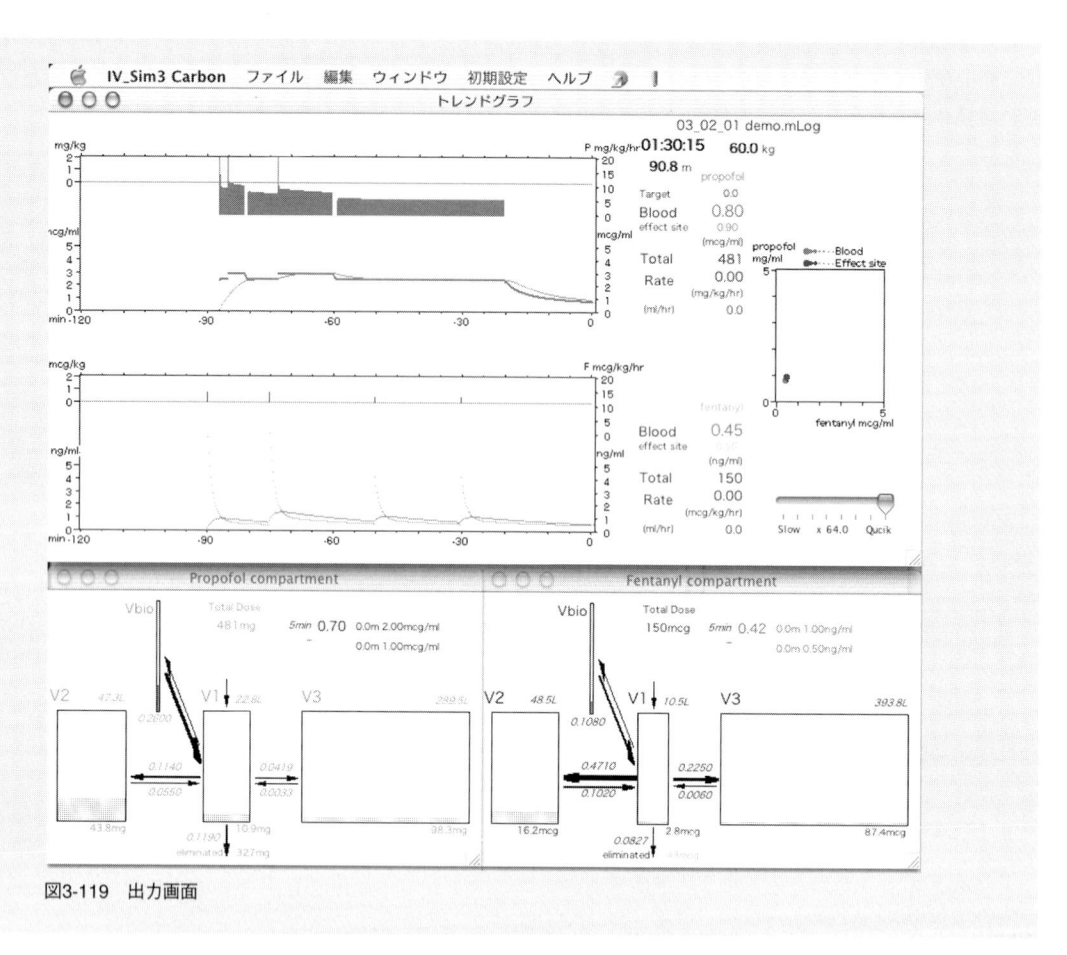

　トレンドグラフ画面（図3-119上）には2つの薬剤が別々に表示され，2時間分の投与速度，血中濃度，効果部位濃度のトレンドグラフ，デジタル数値での表示，鎮痛薬と鎮静薬の相互関係を示す2次元表示が出力される．その他の画面はPropofolFMonと同じである．

　プロトコル入力画面（図3-115）で［Load］ボタンをクリックすれば，Microsoft Excelなどで作ったタブ区切りテキストファイル形式や姉妹ソフトのPropofolFMonの投与履歴ログファイルも読み込める[※4]．

※4：現在のバージョンでは投与履歴のイベント数が多いものはスプレッドシート型入力画面に取り込みきれない．内部メモリーには1000イベントまでは扱えるようになっているが，修正は40イベントくらいまでである．それ以上のときは，［ログファイルを開く］で再現するモード❸を利用する．

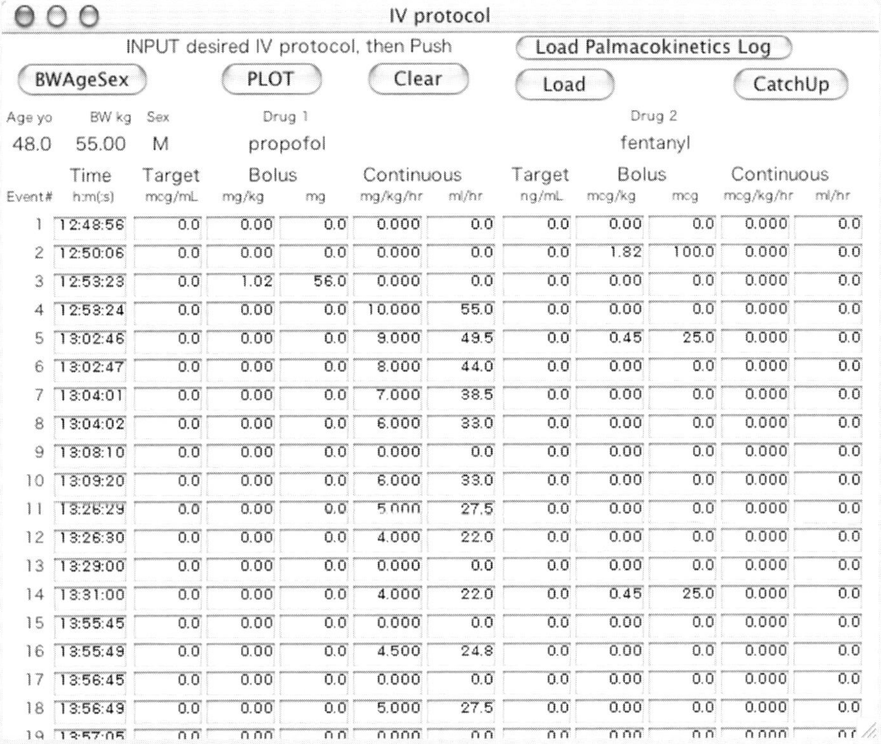

図3-120 投与記録ログファイルをとりこんだプロトコルウィンドウ

ログ記録を消去するには［Clear］ボタンをクリックする．

❷直接動作させるモード

［ファイル］メニューから［TCI/Normal Offline mode］を選ぶと，インタラクティブな計算ができる．
最初に体重，年齢，性別の入力画面が出る（図3-116）．
引き続いてファイル保存の画面が出る．

図3-121　ファイル保存画面

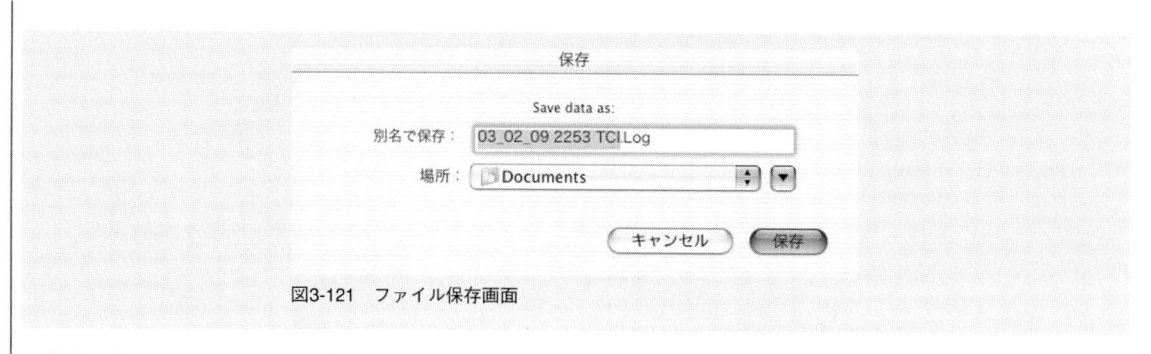

筆者の他のソフトウェアと同様に日時が自動的に割り当てられているので，好みで変更して［保存］ボタンをクリックするとよい．

［Tips］

計算速度は［初期設定］メニューから［計算速度］を選択するか（図3-122左）トレンド画面にあるスライダ（図3-122右）で変更できる．もともとは最大速度にしてあるので，速度を（×1）にすれば実時間で計算を継続することができる．

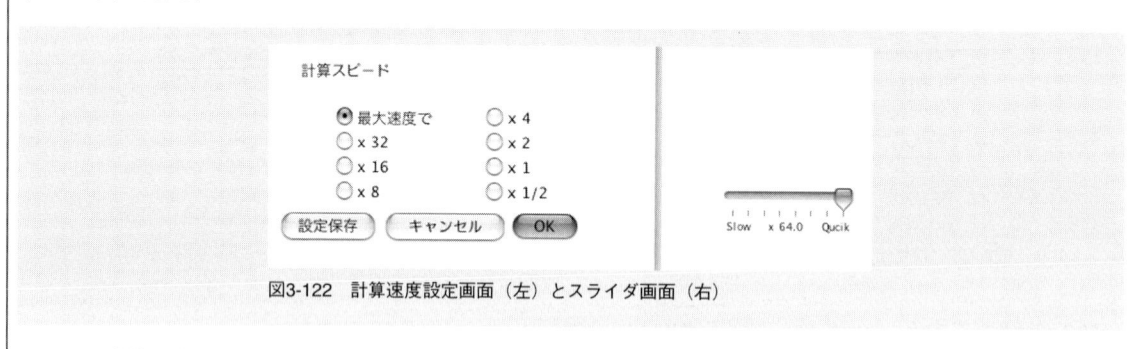

図3-122　計算速度設定画面（左）とスライダ画面（右）

これで準備は完了である．

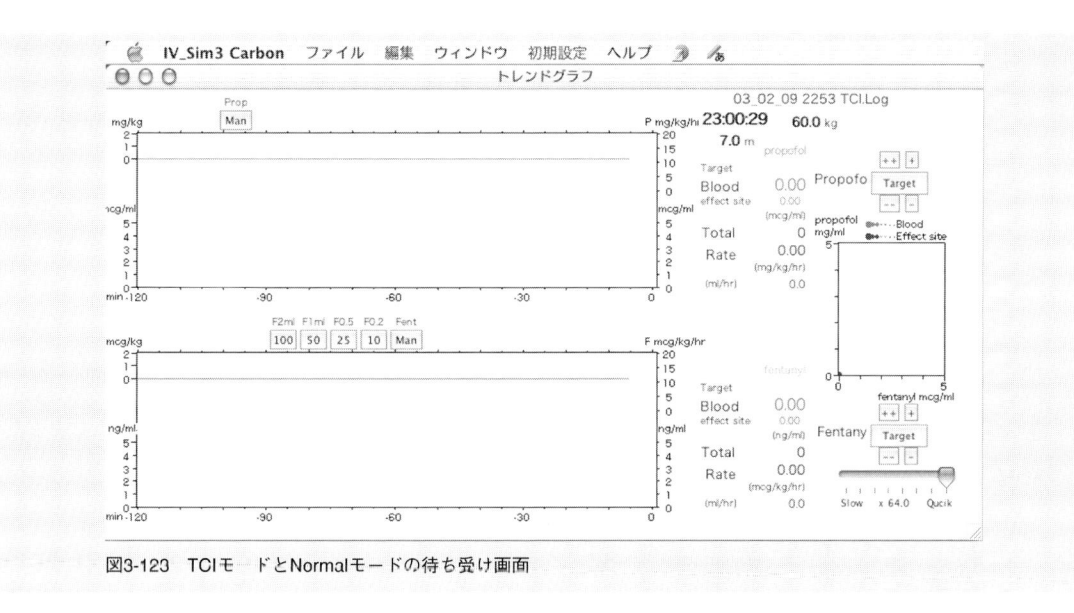

図3-123 TCIモードとNormalモードの待ち受け画面

　図3-123の待ち受け画面ではTCIモードとNormalモード（ボーラスと持続投与）の両方が選択できる．どこかをクリックすると開始する．上段は麻酔薬1（初期設定はプロポフォール）で下段は麻酔薬2（初期設定はフェンタニル）を表示する．もし図の右側のTarget濃度の設定をすれば自動的にTCIモードになり，Normalモード用のマニュアルボタンは消える．一方，マニュアル入力ボタンやボーラスボタンをクリックするとNormalモードになり，TCI用のボタンは画面から消える．NormalモードはPropofolFMonでのオフライン利用と同じである（PropofolFMonの図3-110参照）．TCIモードでは［Target］ボタンをクリックして直接目標濃度を入力するか，［＋＋］［－－］ボタンで1.0単位で，［＋］［－］ボタンでは0.1単位で上下させることができる（図3-124）．

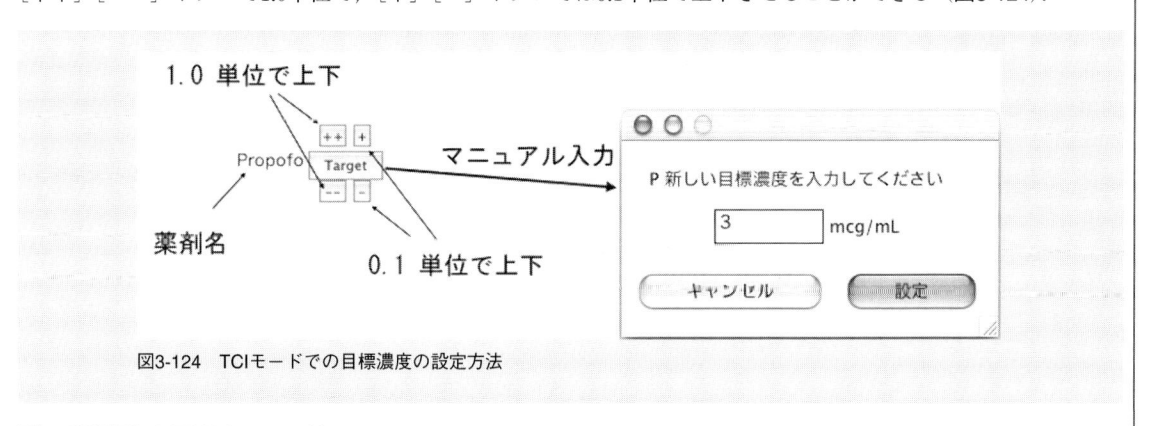

図3-124 TCIモードでの目標濃度の設定方法

3 ログ記録から再現するモード

　PropofolFMonと同じように投与速度変更記録ファイルを再現することができる．
　［ファイル］メニューから［ログを開く］を選び，ファイル名を選択すると自動的にシミュレーションを開始できる．

4 作成されるファイルの説明

基本はPropofolFMonと同じファイルであり相互に活用できる．
(1) 投与速度／目標濃度変更記録ログファイル
(2) 時系列の濃度記録ファイル（ファイル名.Cn）ができる．（初期設定の濃度記録を［保存しない］を選択した場合でもCnという名のファイルができ，毎回上書きされる）
フォーマットはタブ区切りテキスト形式であるので，ワープロやMicrosoft Excel，Kaleida Graphなどの汎用ソフトでの2次加工がしやすい．

5 おまけの機能　その1　「追っかけシミュレーション」

実時間で利用したいときでも，最初は麻酔導入に忙しくてプログラムが起動できないことがある．その際にも投与履歴を後から入力して最高速で再現し，現在の時間に追いついたら実時間でのシミュレーションを行なう「追っかけシミュレーション」機能がある．プロトコル入力画面（図3-115）で，プロトコル入力をしたあとで，［CatchUp］ボタンをクリックして始めるとよい．

6 おまけの機能　その2　「Palmacokineticsログファイルの再利用」

別項で解説されているPalmacokineticsには投与履歴をログファイルとして保存する機能があり，初期設定ではメモ帳に"*Palmacokinetics - Log"という名称で保存されている．WindowsではBeConSimが，MacintoshではIV_Sim3がこの投与履歴データを利用してシミュレーションを再現する機能を提供している．
HotSyncした後にPalm Desktopを起動してメモ帳を開く（図3-125左）．メモリストの*Palmacokinetics - Logをダブルクリックすると図3-125右のように過去のログが表示される．複数症例のデータが入っているときには，目的とする症例のログをコピーする．次に，IV_Sim3のプロトコル入力画面（図3-115）で［Load Palmacokinetics Log］ボタンをクリックしてデータ変換用のダイアログ（図3-126）を表示する．［ペースト］ボタンをクリックして右の小窓に内容が表示されたのを確認し，［変換］ボタンをクリックすると図3-127のようにプロトコルウインドウに取り込まれる（執筆時には，IV_Sim3が2つの麻酔薬までに限定されており，Drug1はプロポフォール，Drug2はフェンタニルとみなして取り込んでいる）．

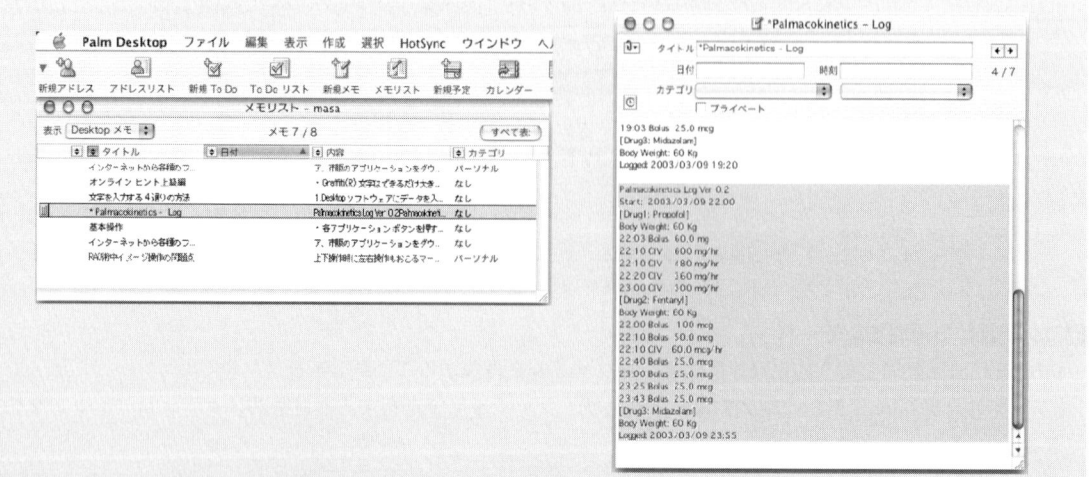

図3-125　Palmacokineticsの投与履歴ログをPalm Desktop（Mac版）でHotSyncし，メモ帳からコピーする．

▶ソフトウェア解説

IV_Sim3

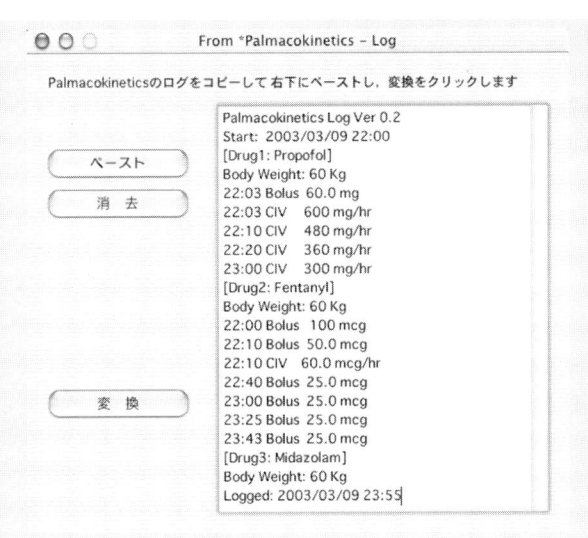

図3-126 IV_Sim3にPalmacokineticsのログをペーストし，[変換]ボタンをクリックする．

図3-127 プロトコル入力画面に取り込まれたPalmacokineticsのデータ．2種類の薬剤の投与歴が1つに統合されている．

			Drug 1 propofol				Drug 2 fentanyl				
	Time	Target	Bolus	Bolus	Continuous		Target	Bolus	Bolus	Continuous	
Event#	h:m(:s)	mcg/mL	mg/kg	mg	mg/kg/hr	ml/hr	ng/mL	mcg/kg	mcg	mcg/kg/hr	ml/hr
1	22:00:00	0.0	0.00	0.0	0.000	0.0	0.0	1.67	100.0	0.000	0.0
2	22:03:00	0.0	1.00	60.0	10.000	60.0	0.0	0.00	0.0	0.000	0.0
3	22:10:00	0.0	0.00	0.0	8.000	48.0	0.0	0.83	50.0	1.000	6.0
4	22:20:00	0.0	0.00	0.0	6.000	36.0	0.0	0.00	0.0	0.000	0.0
5	22:40:00	0.0	0.00	0.0	0.000	0.0	0.0	0.42	25.0	0.000	0.0
6	23:00:00	0.0	0.00	0.0	5.000	30.0	0.0	0.42	25.0	0.000	0.0
7	23:25:00	0.0	0.00	0.0	0.000	0.0	0.0	0.42	25.0	0.000	0.0
8	23:43:00	0.0	0.00	0.0	0.000	0.0	0.0	0.42	25.0	0.000	0.0
9	23:55:00	0.0	0.00	0.0	0.000	0.0	0.0	0.00	0.0	0.000	0.0
10											
11											

Palm

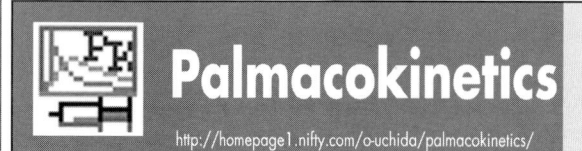

Palmacokinetics

O S：PalmOS Ver 3.0〜4.x[※1]
Author：内田　整（国立循環器病センター麻酔科）
Ver.：0.98

http://homepage1.nifty.com/o-uchida/palmacokinetics/

Palmacokineticsとは

　Palmacokineticsは，Palmおよびその互換機で動作する，薬物動態シミュレーションのソフトウェアである．携帯性の高いPalmの特徴を生かし，手術室内で使用することを想定して開発されている．Palmacokineticsの基本的な動作モードは，薬物の投与量と投与時刻を入力して，それに基づいて血中および効果部位濃度を画面表示するリアルタイムシミュレーションである．インフュージョンポンプと通信を行うことはできない．Palmacokineticsでは，プロポフォール，フェンタニル，ミダゾラムの3種類の麻酔薬の薬物動態パラメータが既定値として登録されている．画面に表示されるのはそのうちの1種類であるが，シミュレーションは3種類の薬物に対して同時に実行される．シミュレーションは最大24時間まで可能である．

　Palmは，WindowsパソコンやMacintoshと比較すると，CPUの能力，メモリ量，画面の解像度に制限がある．シミュレーションの基本的な動作はパソコン上のソフトウェアと同等であるが，薬物濃度の計算やグラフ表示に関しては，Palm用に簡略化されている部分もある．

入手方法

　PalmacokineticsのWebページに配布ファイルへのリンクがあるので，そこからダウンロードできる．配布ファイルにはPalmacokinetics本体（Palmacokinetics.prc）と補足説明ファイル（readme.txt）が圧縮されている．配付ファイルはWindows用とMacintosh用がある．

インストール

　Windows用のファイルは，pmpkxxxx.exe（xxxxはバージョンによって異なる）である．
　このファイルのアイコンをダブルクリックすると，ユーザーが指定するフォルダにPalmacokineticsが解凍される．Macintoshの場合，ファイル名はpmpkxxxx.sitで解凍作業はWindowsと同様に行うことができる．
　次に，パソコン上でPalm用のソフトウェアインストールツールを起動して，解凍されたPalmacokinetics.prcを追加する（図3-128）．この操作により，次回のHotSync時にPalmacokineticsがPalmに転送される．
　Ver 0.6以前のPalmacokineticsを使用している場合は，そのまま上書きすると動作が不安定になることがあるため，旧バージョンを削除したあとでインストールすることが推奨される．なお，HotSyncやPalm用のソフトウェアインストールツールについては，Palmのマニュアルや他書を参考にされたい．

[※1]：原稿執筆時点のバージョン（ver 0.98）ではPalmOS 5.xに対応していない．動作することは確認しているが，画面表示に関連する不具合が発生することがある．

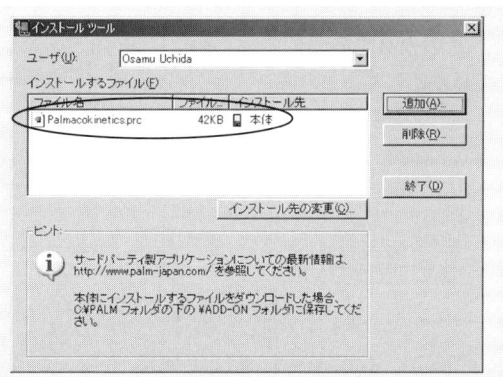

▶ソフトウェア解説

Palmacokinetics

図3-128 インストールツールにPalmacokinetics.prcを追加する

Palmacokineticsの画面構成

　Palmのホーム画面からアイコンをタップ[※2]するとPalmacokineticsが起動する．起動時の画面と主なGUIオブジェクトを図3-129に示す．Palmacokineticsでは，数値による濃度表示は2秒ごとに，また，薬物濃度と投与量のトレンドグラフは1分ごとに更新される．

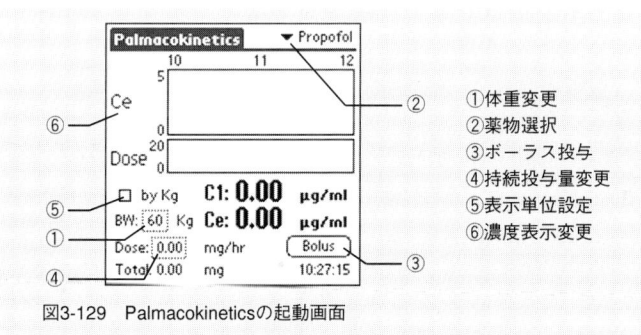

①体重変更
②薬物選択
③ボーラス投与
④持続投与量変更
⑤表示単位設定
⑥濃度表示変更

図3-129　Palmacokineticsの起動画面

基本的な使用方法

■1 初期設定

　まず，体重を設定する．体重変更セレクタ（図3-129①）をタップすると，図3-130に示すダイアログが表示される．▲または▼をタップして体重を変更する．設定できる範囲は1.0kg～300kgである．設定変更のボタンはスタイラスで押し続けるとリピート機能が働くので，大きく変更する場合は便利である．シミュレーションを開始した後は体重を変更することはできない．

※2：スタイラス（Palm本体に付属しているペン）で画面を軽く押さえること．パソコンにおけるマウスのクリックに相当する．

次に，使用する薬物を選択する．画面右上の薬物名（図3-129②）をタップすると登録されている3種類の薬物がリスト表示される（図3-131）．目的の薬物をタップして選択する．濃度および投与量の単位，グラフのY軸スケールは，使用する薬物に応じて自動的に変更される．

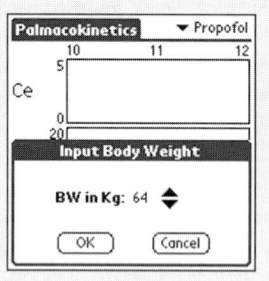

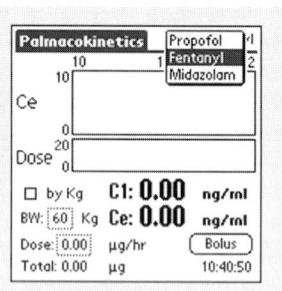

図3-130 「体重設定」ダイアログ　図3-131 薬物の選択

2 薬物投与入力

ボーラス投与の場合は［Bolus］ボタン（図3-129③）を，持続投与量の変更はDose: の右にある破線で囲まれた現在の設定値（図3-129④）をタップする．それぞれに対応して，図3-132に示すダイアログが表示される．

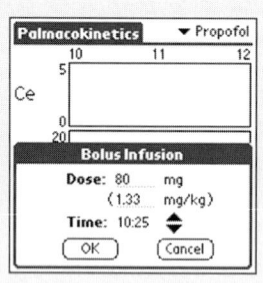

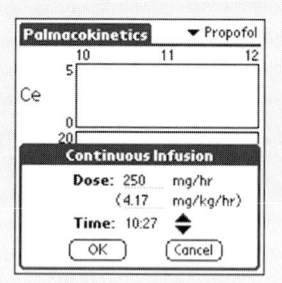

図3-132 ボーラス投与（左）と持続投与量変更（右）のダイアログ

投与量の入力欄には前回値が仮入力されている．数値を変更する場合は，まず，前回値を選択して消去する．次に，Graffiti[※3]で投与量を入力する．体重換算で入力する場合はかっこ内に入力する．どちらに入力しても，他方は自動的に計算される．なお，現バージョンではスクリーンキーボードで数値を入力することはできない．

次に，投与（あるいは持続投与量変更）時刻を設定する．ダイアログが表示された時点では，Time: の右にある投与時刻欄には現在の時刻が表示されているが，この投与時刻は過去にさかのぼることができる．例えば，麻酔管理中に麻酔薬の投与を行ってその投与時刻を覚えておく．そして，あとで時間的な余裕ができたときにPalmacokineticsに入力することもできる．時刻を変更する場合は，▲または▼ボタンをタップする．このボタンも押し続けるとリピート機能が働く．

※3：Palmで文字入力に使用される特殊な一筆書き文字．詳しくは，Palmのマニュアルなどを参照のこと．

▶ソフトウェア解説

Palmacokinetics

　Palmacokineticsでは，薬物投与の記録は1分単位で行なわれる．以前に入力を行った時刻と同一時刻に薬物投与を行った場合，データが重ね書きされて新しい値が記録される．
　一般に，パソコンで動作する薬物動態シミュレーションソフトウェアでは，ボーラス投与の指示に対して，インフュージョンポンプの最大速度で数秒間かけて投与するようにプログラムされている．しかし，Palmacokineticsでは計算を簡略化するために，ボーラスを入力した時刻（分）の0秒の時点ですべての量を投与したとみなして薬物濃度の計算を行う．従って，ボーラス投与直後の血中濃度の変化が他のソフトウェアと多少異なる可能性がある．

3 シミュレーションの開始

　Palmacokineticsでは，最初に薬物を投与した時刻がシミュレーションの開始時刻になる．これはPalmacokineticsに設定されている3種類の薬物すべてに共通である．例えば，プロポフォールでシミュレーションを開始した場合，フェンタニルやミダゾラムはプロポフォールの開始時刻よりもさかのぼって投与することはできない．同様に，2回目以降の投与入力では，初回の入力時刻よりも過去に戻ることはできない．また，投与時刻を未来に設定することも不可能である．

4 画面表示の変更

　薬物濃度のトレンドグラフは，C1（中心コンパートメント，すなわち血中濃度），またはCe（効果部位濃度）のどちらか一方が表示される．表示を切り替えるには，画面のC1（またはCe）をタップする（図3-133）．

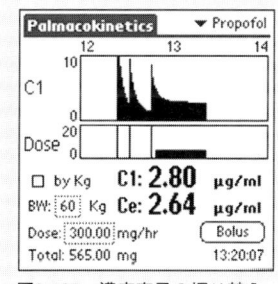

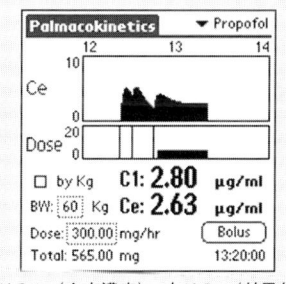

図3-133　濃度表示の切り替え．左はC1（血中濃度），右はCe（効果部位濃度）

グラフのスケールを変更する場合は，メニューから［Option］→［Config Trend View...］を選択して，「トレンド表示設定」ダイアログを表示する（図3-134）．グラフの時間幅は，2，4，8，12時間から選択する．濃度と投与量のスケールはGraffiti，またはスクリーンキーボードで数値を入力する．グラフの表示設定はPalmに記憶されるので，次回にPalmacokineticsを起動する際は変更が反映される．

　トレンドグラフは，右端まで描画されると自動的にスクロールする．トレンド画面の左右の時間表示（図3-133では12と14）は隠しボタンになっている．数字をタップすると，グラフを前後にスクロールすることができる．

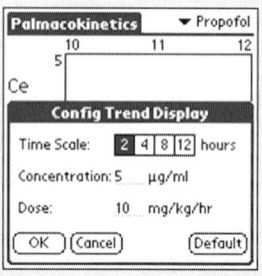

図3-134　「トレンド表示設定」ダイアログ

5 シミュレーションの終了

　シミュレーションを終了する場合は，メニューから［Simulation］→［Clear Data］を選択する．確認のダイアログが表示されるので，［OK］ボタンをタップするとそれまでのデータがクリアされる．画面表示は1番目の薬物（既定値ではプロポフォール）に，また，体重は初期値（60kg）に戻る．

　データのクリアを行わない場合は，24時間までシミュレーションを継続する．24時間を経過した時点で警告メッセージが表示され，確認の後，データがクリアされる．

投与履歴の表示と保存

❶投与履歴の一覧表示

　メニューから，[Simulation] ➡ [Show Infusion History] を選択すると，「投与履歴」ダイアログが表示される．ダイアログには，表示対象となっている薬物の投与履歴が表形式で表示される（図3-135左）．他の薬物の投与履歴を参照する場合は，薬物名（図では▼Propofol）をタップして表示されるリストから目的の薬物を選択する．

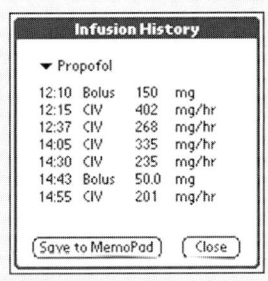

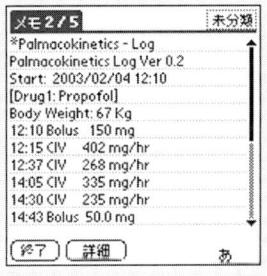

図3-135　「投与履歴」ダイアログ（左）とメモ帳に書き出した履歴（右）

❷履歴の保存

　「投与履歴」ダイアログで [Save to MemoPad] ボタンをタップすることにより，その時点までの投与履歴をメモ帳のデータとして書き出すことができる（図3-135右）．履歴メモのタイトルの既定値は，"*Palmacokinetics - Log" である．このメモが存在しない場合はPalmacokineticsが自動的に作成する．メモ帳のデータはPalm Desktopを介してパソコンにコピーすることができる[※4]．

　なお，Palmacokineticsが保存するデータは投与履歴のみである．薬物の血中濃度や効果部位濃度は保存されない．Palmacokineticsの投与履歴をもとに他のソフトウェアでシミュレーションを再現する場合，そのソフトウェアが使用している薬物動態パラメータや計算アルゴリズムの違いにより，計算される濃度がPalmacokineticsの計算値と必ずしも一致しない可能性がある．

※4：BeConSimとIV_Sim3は，Palmacokineticsの投与履歴を読み込んでパソコン上でシミュレーションを再現する機能を提供している．詳細はそれぞれのソフトウェアの項を参照のこと．

Palmacokineticsの応用

■1 濃度予測

　日常の麻酔管理では，麻酔薬の追加投与や中止を行う場合に，投与（あるいは中止）後の麻酔薬濃度の推移を知ることができれば有用な情報となる．このような機能を提供するのが濃度予測である．濃度予測は，メニューから［Simulation］→［Forecast］を選択して「濃度予測」ダイアログを表示する．ダイアログには，その時点から先の2時間にわたる濃度の推移がグラフ表示される（図3-136左）．グラフの上部には時間，また，グラフの下部には血中および効果部位濃度が数値で表示される．

　濃度予測の初期設定では，その時点の持続投与量をもとに濃度を計算している．Bolus：またはCIV：を変更して［Recalc］ボタンをタップすることにより，条件を変えて濃度予測を行うことができる（図3-136右）．いわゆる"試し打ち"機能である．

　また，グラフ面をスタイラスでなぞることにより，数値表示するポイントを1〜120分の間で移動できる．グラフ左のC1（またはCe）はメイン画面と同様ボタンになっていて，タップすることにより表示が相互に入れ替わる．

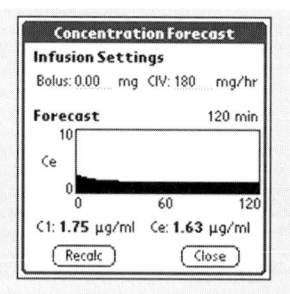

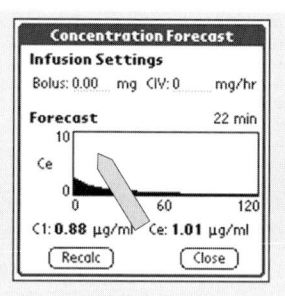

図3-136　「濃度予測」ダイアログ．Infusion Settingsには，その時点の投与量が設定されている（左）．ボーラスまたは持続投与量を新たに指定して［Recalc］ボタンをタップすると，投与量を変更した場合の薬物濃度の予測ができる（右）．グラフ上をスタイラスでなぞることにより，1〜120分の間の任意の時間で濃度を読みとることができる．

2 薬物動態パラメータの表示

　メニューから［Simulation］→［PkPd Parameters］を選択すると，表示対象となっている薬物の薬物動態パラメータが表示される（図3-137）．薬物動態パラメータの数値を変更して［OK］ボタンをタップすると，その数値がPalmacokineticsのシミュレーションに反映される．病態や年齢などにより，一時的に薬物動態パラメータを変更する場合に使用する機能である．［Default］ボタンをタップすると，その薬物に対する薬物動態パラメータの既定値に戻る．

　シミュレーションが開始されると，薬物動態パラメータは確認用の表示のみで変更は不可能になる．また，パラメータの変更は一時的である．シミュレーションのデータをクリアした時点でパラメータは既定値に戻る．パラメータの変更を継続的に適用したい場合は，次項の薬物セットの設定を行なう．

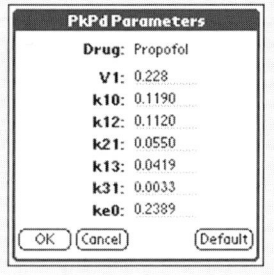

```
PkPd Parameters
  Drug: Propofol
    V1: 0.228
   k10: 0.1190
   k12: 0.1120
   k21: 0.0550
   k13: 0.0419
   k31: 0.0033
   ke0: 0.2389
(OK) (Cancel)          (Default)
```

図3-137　薬物動態パラメータの表示

❸ 薬物セットの設定

既定値では，プロポフォール，フェンタニル，ミダゾラムがPalmacokineticsに設定されているが，この薬物の組み合わせは変更することができる．メニューから［Option］➡［Set Drugs...］を選択すると，「薬物設定」ダイアログが表示される（図3-138）．Drug1：からDrug3：に対して，薬物名をタップして表示されるリストから選択する．［Default］ボタンをタップすると，既定値の組み合わせに戻すことができる．なお，このメニューはシミュレーション中は表示されない．

薬物リストのうち，最初の3種類はプログラムに埋め込まれている．4つめ（図3-138ではAlfentanil）以下は，メモ帳から薬物動態パラメータを読み込んで使用する．薬物動態パラメータを保存するメモのタイトルは，"*Palmacokinetics - PkPd"であるが，他のタイトルに変更することもできる．薬物動態パラメータをメモ帳に記述する書式については表3-3を参照されたい．

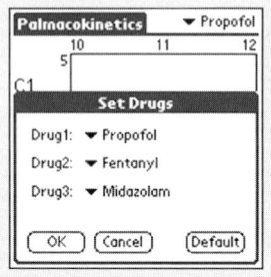

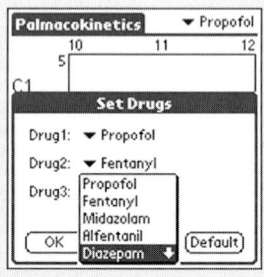

図3-138　「薬物設定」ダイアログ．このダイアログでは使用する3種類の薬物を選択する（左）．それぞれの薬物は，薬物名をタップして表示されるリスト（右）から選択する．

表3-3　薬物動態パラメータの書式例

*Palmacokinetics − PkPd	…1行目はメモのタイトル
［Vecuronium］	…モデルの名称（16文字以内）
Compartments=3	…コンパートメント数（2または3）
V1=0.048	…中心コンパートメント容積（L/kg）
k10=0.099	…kxxの単位は（$\min^{-1}$）
k12=0.23	
k21=0.19	
k13=0.0086	…2コンパートメントの場合は，k13とk31に0を設定
k31=0.0013	
ke0=0.169	…効果部位濃度を計算しない場合は0を設定
ConcUnit=mcg/ml	…血中濃度の単位（mcg/mlまたはng/ml）
DoseUnit=mg	…投与量の単位（mgまたはmcg）
ConcScale=1	…濃度グラフのY軸最大値，整数で指定
DoseScale=1	…投与量グラフのY軸最大値，整数で指定
↵	…空行を挿入して，次のモデルを記述

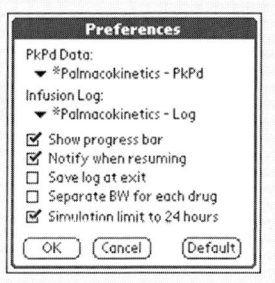

４ Palmacokineticsの詳細設定

メニューから［Option］➡［Preferences...］を選択すると，Palmacokineticsの動作に関する詳細な設定を行うことができる（図3-139）．以下に，それぞれの設定項目について説明する．

PkPdData，Infusion Log

この2項目は，薬物動態パラメータ，および投与履歴を格納するメモのタイトルの設定である．前述のように，メモの既定値はそれぞれ"*Palmacokinetics - PkPd"，"*Palmacokinetic - Log"であるが，いずれも項目にも任意のメモを適用することができる．

図3-139　Palmacokineticsの詳細設定

Show progress bar

Palmacokineticsでは，他のPalmアプリケーションの使用や長時間の電源オフによる中断の後にシミュレーションを再開する際に，中断前から再開までの間の薬物濃度の変化を計算して内部データベースを更新する．このチェックボックスは，データベースを更新する際に，作業の進行状況をプログレスバーと呼ばれるアニメーションで表示するかどうかを設定する（図3-140）．中断時間が長い場合はデータベース更新処理に時間がかかる．Show progress barチェックボックスをはずすと，データベース更新時に画面がフリーズしたように見えるため，通常はこの機能を使用する方がよい．

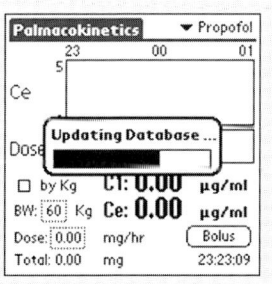

図3-140　データベース更新のプログレスバー

Notify when resuming

このチェックボックスを入れると，1時間以上の中断の後にPalmacokineticsを起動する場合，シミュレーションを再開するかどうかの確認メッセージを表示する（図3-141）.

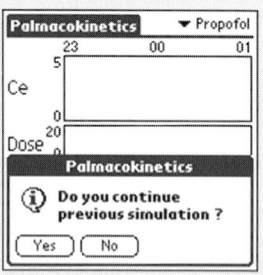

図3-141　シミュレーション再開時の確認メッセージ

Save log at exit

プログラム終了時に，自動的に投与履歴を保存するかどうかを設定する．Palmでは他のアプリケーションを起動することがプログラム終了になるため[※5]，そのような操作を行った時点で投与履歴が更新される．

Separate BW for each drug

通常，Palmacokineticsでは3種類の薬物に対して同じ体重が使用される．このチェックボックスを入れると，それぞれの薬物に対して別々に体重を設定できるようになる．

この設定を応用すると，複数の患者の管理を1台のPalmで行うことが可能になる．例えば，薬物セットの設定で3種類すべてをフェンタニルに変更しておくと，3名の研修医のフェンタニル使用状況を1台のPalmで監視することができる．なお，この機能は教育機関における使用が目的であり，1名で複数の患者の麻酔管理を行う目的に濫用すべきではない．

※5：Palmのアプリケーションはプログラム終了時点で動作状況（画面表示，データベースなど）を保存する．次回の起動時には，保存された情報をもとに前回終了時の状況を再現する．

Simulation limit to 24 hours

Palmacokineticsのシミュレーション時間は24時間に制限されている．このチェックボックスが入っている場合は，24時間を超えると警告メッセージを表示してシミュレーションを終了する．ICUにおける使用目的などで24時間以上の動作が必要な場合は，このチェックボックスをはずすことができる．ただし，Palmacokineticsは1時間あたり約7キロバイトのメモリを消費する．特に空きメモリに余裕がない場合，長時間の使用ではメモリを圧迫してPalmの動作に影響する可能性があるので注意する（図3-142）．

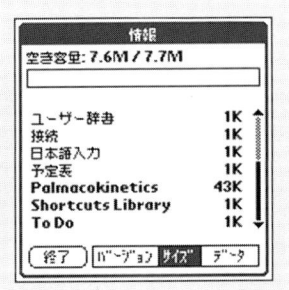

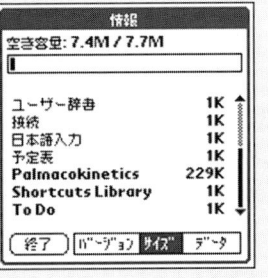

図3-142 Palmacokineticsのメモリ消費．シミュレーション開始前（左）と24時間のシミュレーション後（右）．

商用TCI

Diprifusor

http://www.anaesthesia-az.com/homepage/Diprivan/Diprifusor.asp

商用TCIシステム
AstraZeneca社
Revision 2

Diprifusor TCIとは

　本書は主にソフトウェアによる静脈麻酔薬の使用テクニックを紹介することを意図しているが，番外編としてプロポフォールに特化した商用TCIシステム，Diprifusorを解説する．Diprifusorは商用版のため，内部をブラックボックスとして考えがちであるが本稿により身近に感じてもらいたい．

　Diprifusorという名称は，プロポフォールの商品名DiprivanとInfusionを合わせて名付けたものと推定される．グラスゴー大学のKennyらのグループによって開発され，商用化にあたっては安全性を考慮したシステムになっている．開発はAtari社のコンピュータによるインフュージョンポンプの外部コントロールではじまり，Psion社のハンドヘルドコンピュータを経て，専用のCPUをもった外部コントローラボックスとなった．そして，最終的にコンパクトなモジュール（図3-143）がポンプに内蔵されて商用TCIポンプが生まれた（図3-144）．商用TCIポンプ自体は通常の大きさで可搬性があり，外部コンピュータとの接続の手間やケーブルの外れや断線等の心配もなくなり，コンピュータを意識することなく一般のユーザーが使いやすいものとなっている．

Diprifusorモジュール

　このDiprifusorモジュール（図3-143）には独立した2つのCPU（16bitコントローラCPUとポンプの動作確認を行う8bit CPU）が組込まれている．これら2つのCPUはそれぞれ別のコンパイラでプログラムされているため，バグに強くなっている．また，両者が相互にチェックを行い，暴走した際にはポンプを停止する安全装置が組込まれている．もともとはGraseby 3500シリーズへの装着を考慮した設計となっている．わが国で流通しているRevision 2では効果部位濃度が算出できるようになっている．

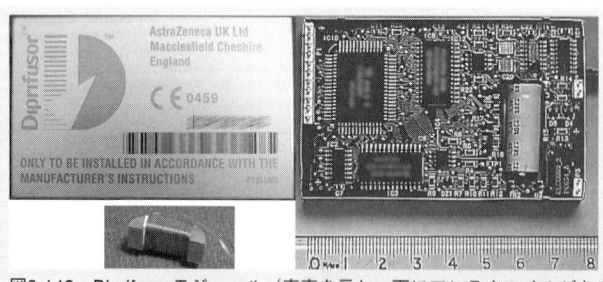

図3-143　Diprifusorモジュール（表裏を示し，下にアンテナコイルがある）．Dr. Glenのご好意による．タグ情報を焼ききるためのコンデンサが右側に見える．

▶ソフトウェア解説

商用TCIポンプ　Diprifusor

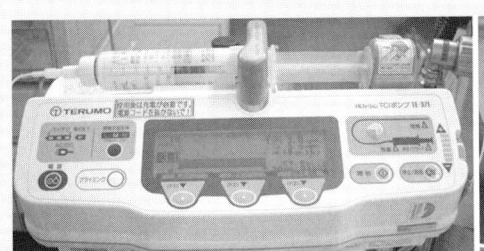

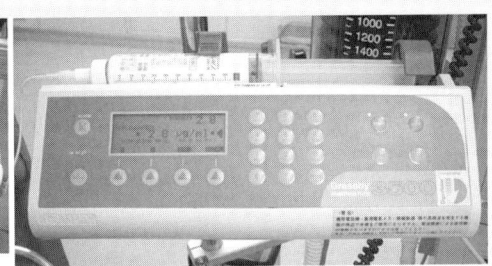

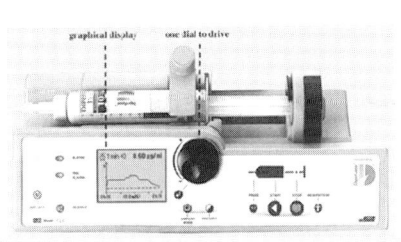

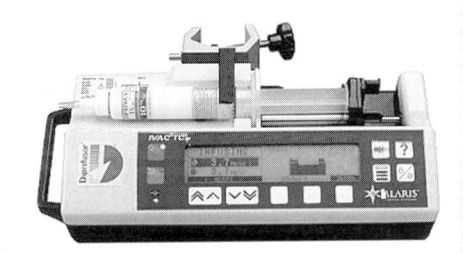

図3-144　商用TCIポンプ Diprifusor．これらのうち上段のテルモTE-371とGraseby 3500TCIがわが国で認可を受けている．

　海外では数社からDiprifusorが市販されており（図3-144），わが国ではGraseby社の3500TCIとテルモ社テルフュージョンTE-371が認可され市販されている．これらには同一のDiprifusorモジュールが内蔵されている．プロポフォールの専用注射器pre-filled syringe（PFS）である"ディプリバン注キット"をDiprifusorポンプにセットし，患者の年齢[※1]，体重，目標血中濃度を設定するとスタートできる．

　商用TCIポンプは内蔵されたDiprifusorモジュールのおかげで，製造元や機種が異なっても同じ性能を発揮するように設計されている．Diprifusorモジュールが内蔵され，性能が同一である[※2]と認定されたTCIポンプにはDiprifusorのロゴがついている．TCIの基本性能に関するPL法などの諸問題はモジュール側の保証となり，各ポンプメーカーはDiprifusorモジュールの仕様に合うようにポンプを製造すれば，TCIポンプを開発して販売することができる．全世界で共通の条件でプロポフォールを投与することができるので，この臨床経験が地球レベルで蓄積されて相互の比較が容易になることも期待される．

※1：現在の成人専用のDiprifusorでは年齢の情報は16歳以上であることを確認しているのみである．海外では小児の薬物動態パラメータでの治験が行われた．おそらく，画面から小児のパラメータが選択できるような（Paedifusor ?）マンマシンインターフェイスであろう．
※2：同一条件で2種類のDiprifusor TCIポンプを動作させると，投与速度が微妙に異なることに気付いた人もいるかもしれない．ポンプによって注射器が実際に送り込んだ投与量が異なるので，それをフィードバックで補正をするためである．時系列での積算投与量が等しい限り臨床使用上の問題はない．

タグによる薬剤認識機構

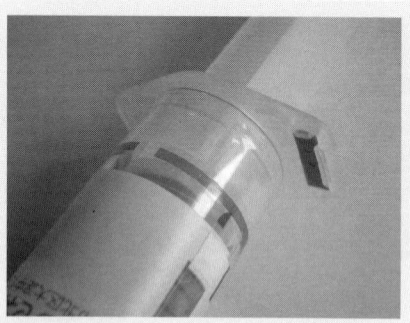

図3-145 ディプリバン注キットの薬剤認識タグ

　プロポフォールのPFS注射器であるディプリバン注キットは，海外で広く普及しているBecton Dickinson社のプラスチックパック60mLと同一形状であるが，注射器のツバの部分に薬剤の種類と濃度を認識するタグがついている（図3-145）．このタグはProgrammed Magnetic Resonance（Scientific General Ltd, Cambridge, UK）を応用している．図3-146のように専用ポンプの内部に組み込まれたアンテナより小出力の電磁波を発し，特定の周波数で共鳴するタグにより薬剤名および濃度を認識できる．このディプリバン注キットのタグを認識しないとTCIが機能しない．海外では既に1%製剤（青色タグ）以外に2%製剤（赤色タグ）があり，Diprifusorでは自動識別する．また，低残量になるとTCIポンプ側からの指令でこのPFSタグの認識情報が消去され[※3]，注射器を再使用しようとしてもプロポフォールのPFSとして認識できないため，再充填による細菌汚染や異なる薬剤を注入する危険性を回避できる．

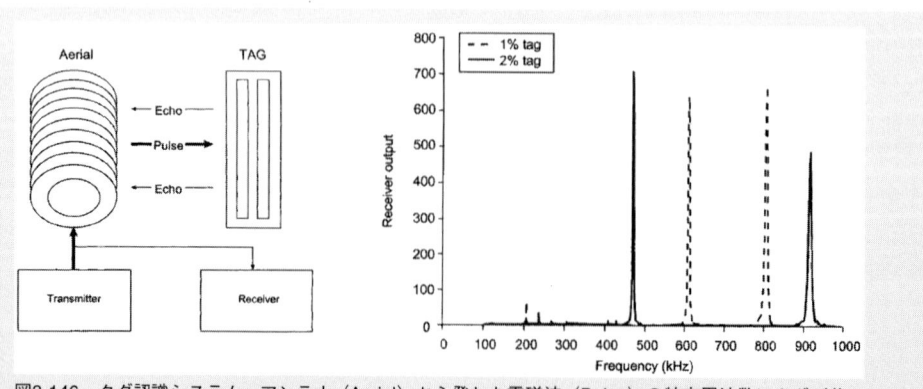

図3-146　タグ認識システム　アンテナ（Aerial）から発した電磁波（Pulse）の特定周波数にタグが共鳴（Echo）することで薬剤名と濃度を特定する．

※3：残量アラームが鳴った後で注射器を外して再装填した場合，タグを認識できないので，たとえ数mL残っていても利用できない．特にGraseby 3500の場合は早めに残量アラームが鳴る．

ただし，このタグ認識システムは磁気を利用しているため，MRI環境ではMRI画像に悪影響を及ぼし，また，ポンプ自体の誤動作やタグの認識不能によりTCIが正しく動作しない危険性がある[※4].

商用TCIポンプDiprifusorに内蔵される薬物動態パラメータ

プロポフォールのTCIの場合，初期には世界中でいろいろの提言が行われたが，現在は成人ではMarshモデルが「事実上の標準」として生き残り，商用モデルDiprifusorにも採用されている．Diprifusorは日本人においても実用上レベルの精度であることが確認されている（図3-147）．

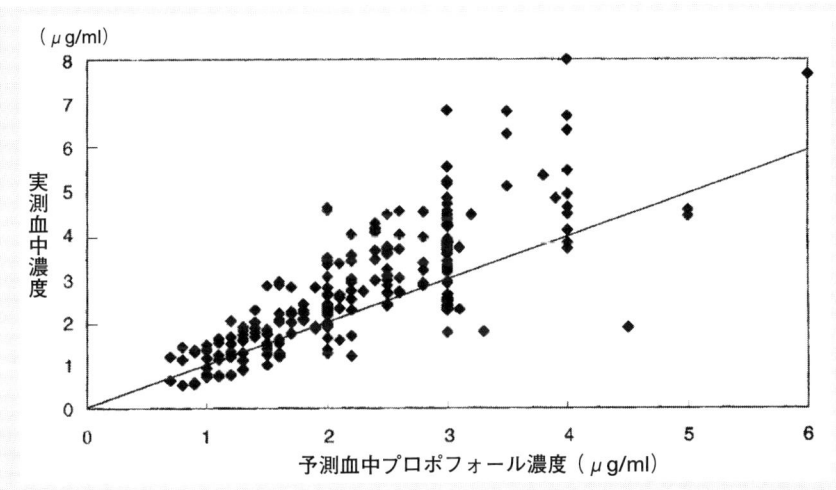

図3-147　Diprifusorの予測血中濃度と実測値の関係　文献8）より引用．

※4：MRI環境で使用する際にはできるだけ磁場から離してシールドボックスに入れる．

商用Diprifusor TCIは一見ブラックボックスのように見えるが，筆者の自作ソフトウェアPropofolFMonでポンプの情報をとり出しながらMarshパラメータで計算してみるとポンプの表示値と同じであった（図3-148）．従って基本性能には特殊なトリック等は使用されておらず，DiprifusorTCIは非常にガラス張りのシステムと言える．Diprifusorのメリットは前述のような安全機構の完備と，コンパクトなため手術室以外で利用する際も容易であること，また，操作が通常のポンプを使用する感覚に近くコンピュータが苦手な麻酔科医もTCIの恩恵を享受できることなどがあげられる．

　欠点として価格の問題があげられる．本書で解説しているTCIソフトウェアは基本的に臨床研究を目的としているため，一般にはDiprifusorが唯一の選択肢である．筆者は『Diprifusorよりも高価な気化器もあるし，パソコンを新たに購入してポンプを制御するよりも安価である．Diprifusorは安全な麻酔管理には必須である』のように事務サイドを説得している．

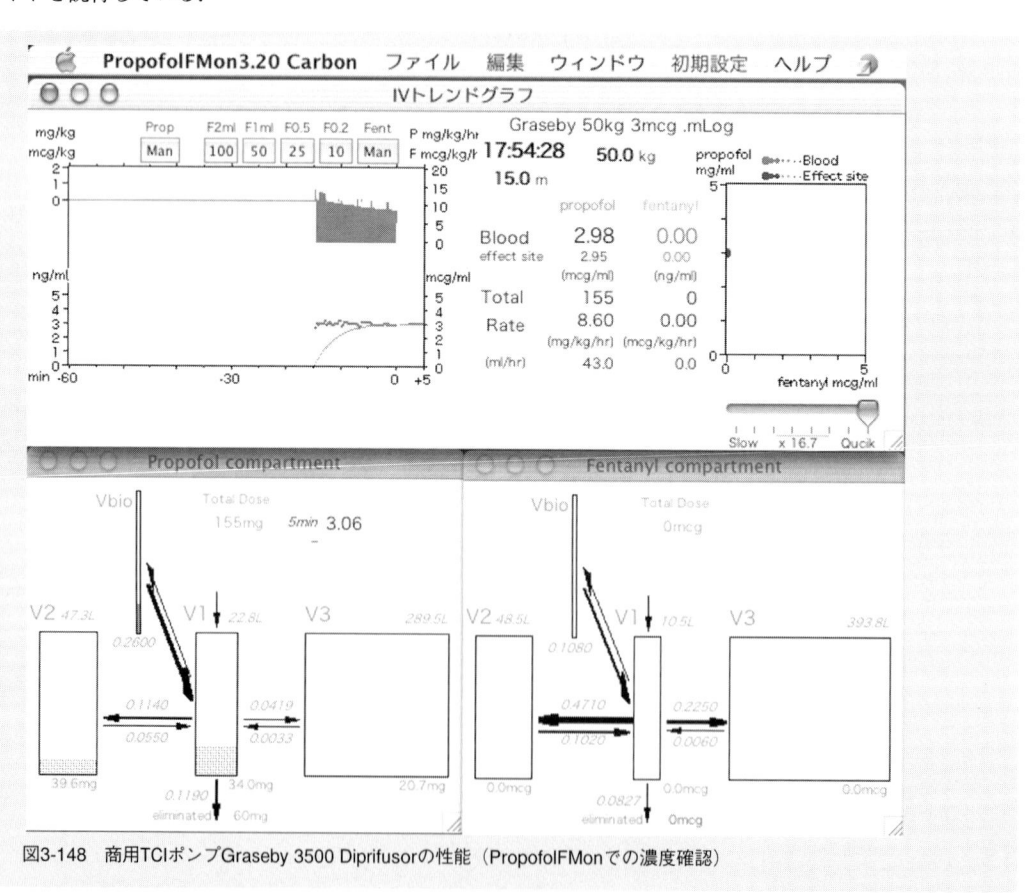

図3-148　商用TCIポンプGraseby 3500 Diprifusorの性能（PropofolFMonでの濃度確認）

Diprifusor TCIポンプのTips

❶Graseby 3500 TCI

　Diprifusorの元祖である．元になるポンプのエンジンの設計が古いため，画面表示が小さく，文字表示のみであり，トレンドグラフなどの機能もメモリー機能もない[※5]．使用上の注意として注射器の装填に厳格な操作が必要で，確実でないと［Clamp Open］のエラーが出やすい．濃度変更に関しては$0.1\mu g/mL$単位の小変更では画面のソフトキーのワンボタン操作で済ませることも，テンキーで直接入力して［Start］ボタンを押して変更することもできる[※6]．効果部位濃度は常時表示されていないので，確認するためには［Info］ボタンを押す必要がある．その他の設定や，覚醒までの時間も［Info］ボタンを繰り返して押すと深い階層にはなるが表示できる．鉛蓄電池により長時間（12時間程度）動作可能で移動時も頼もしい．欠点としては，やや重いことがあげられる．海外ではGraseby 3400として市販されたものにDiprifusorモジュールを組込めるようにしたモデルがGraseby 3500である．わが国にはプロポフォールが市場に登場した際にGraseby 3500がテルモSTC-525Xとともに多数無料配布された経緯もあり．それにDiprifusorモジュールを加えたアップデートモデルも存在していると思われる．パソコンを使用してポンプの動作状態のモニターや外部コントロールを行なう際には，Graseby 3400とGraseby 3500のコマンドはほぼ同じである（同一コマンドで投与速度をリクエストしても，TCIモードとNormalモードではポンプから受信する投与速度の単位が異なる）．ソフトウェアによるTCIも可能であり，本書のTCIソフトウェアは事実上Graseby 3500かGraseby 3500 TCIの2機種で動作させることになる．

❷テルモ TE-371

　本体の設計が新しいため，液晶画面も大きい．本体の液晶画面に，数値表示以外に血中濃度，効果部位濃度のトレンドグラフの表示がある．そのため，日々の臨床麻酔管理でプロポフォールの薬物動態を理解しやすくなる．また投与開始からの時間が表示されるので，忙しい導入のあとでも麻酔記録も正しく記入しやすく便利である．筆者作のPropofolFMonを併用すれば，目標濃度の変更履歴がより細かく秒単位で表示／記録し保存できる．汎用の姉妹機TE-332と部品を共用しておりコストダウンも図られている．

　濃度変更はジョグダイアルにより設定する．ジョグダイアルでは誤った高い設定しようとしても，ダイアルをかなり回す必要があることで心理的な防止作用があるうえに，上限近くでは音による警告もあり，安全性には本質的に優れている[※7]．他のテルモのポンプと同様に，ダイアルの回す加速度に応じて速やかにステップアップする機構や［停止］ボタンを押しながら回すと2ケタ目が変えられ早回しができる．PFSの認識タグがついたプラスチックハブを両側で保持する構造なので，片方で保持するGraseby 3500よりもプラスチックハブが外れるトラブルは理論的におこりにくい．

　TE-371は残量アラームが鳴ってから閉塞アラームが鳴るまでの時間をやや短く設定してある．手術室外にディプリバン注キットを保管している施設では，早めに手元に準備しておく習慣が勧められる．通常の移送や手術室外での麻酔管理でも困らないが，バッテリーの寿命はGraseby 3500ほどは長くない．

※5：Graseby 3500TCIで筆者作のPropofolFMonを動かせばこれの欠点を補ってグラフィック機能も手に入れることができる．
※6：誤って高い設定（例えば$15\mu g/mL$）を入力してもDiprifusorが許容する範囲（最大$15\mu g/mL$）では容易に入力が許可されてしまう危険性がある．
※7：テルモTE-371の場合，$10\mu g/mL$を越える設定をしようとするとピピという警告音が鳴るようになっている．

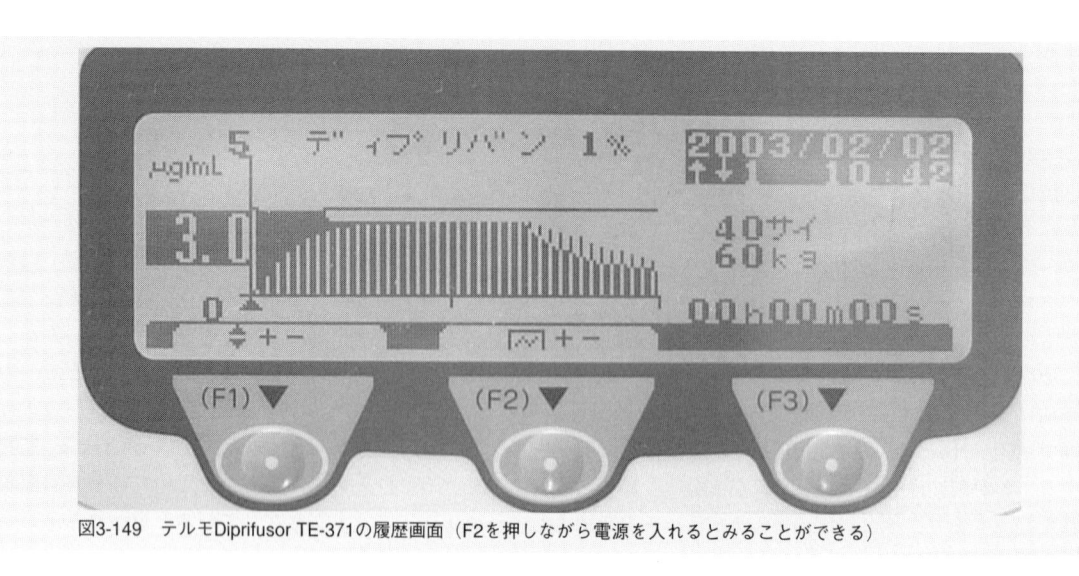

図3-149 テルモDiprifusor TE-371の履歴画面（F2を押しながら電源を入れるとみることができる）

また，TE-371の内部には過去の3症例を記憶しており，図3-149のように（F2）ボタンを押しながら電源を入れると過去の症例を画面で確認できる．この状態で（F2）ボタンを押して症例を選択する．また，筆者自作のMacintosh用のソフトウェアTerumoHxDownloadingSoftware[※8]を利用すればこのTE-371の内部に保存されている3症例分の投与履歴（各症例で，30秒ごとの積算投与量が最大16時間分まで）を取り出すこともできる（図3-150）．

図3-150 Propofol Downloading software for TE-371による履歴データ取り出しの設定画面

※8：付録のCD-ROMに収載されている．

TCI SOFTWARE GUIDE BOOK

Chapter 4
ソフトウェア使用上の注意点

ソフトウェア使用上の注意点

1 ソフトウェアのドキュメント

ほとんどのソフトウェアには，Readme.txtまたはReadme.docのようなファイル名で，ソフトウェアの最新情報や使用上の注意点などを記載した補足説明ドキュメントが付属している．ソフトウェアを使用する前に，これらのドキュメントを熟読することを推奨する．

2 ソフトウェアの著作権

本書で紹介しているソフトウェアのほとんどはフリーウェアまたはシェアウェアである．フリーウェアとは，インターネットやCD-ROMなどで配付され，無償で使用できるソフトウェアである．これに対して，シェアウェアとは一定期間試用することができ，気に入ればユーザー登録料を支払う形式のソフトウェアで，フリーウェアと同じ流通方式のものを指す．

いずれの形態のソフトウェアも著作権は作者に帰属する．従って，作者に無断でソフトウェアを商用目的に利用したり，改造したりすることはできない．また，ダウンロードしたソフトウェアを第三者に配布する場合は，プログラム本体以外に，ドキュメントなど同梱されているすべてのファイルを含めなければならない．

3 ソフトウェアの使用責任

薬物動態シミュレーションやTCIソフトウェアに組み込まれているコンパートメントモデルのパラメータは統計学的な値である．計算される薬物濃度は代表値であり，必ずしも実測値と一致しない．また，すべてのソフトウェアは細心の注意を払って作成されているが，作者が確認できていないプログラムの不具合（バグ）が存在する可能性がある．ソフトウェアはあくまでもユーザーの責任の範囲内で使用しなければならない．薬物動態シミュレーションやTCIソフトウェアを使用した場合に，患者やその他にいかなる不利益が生じても，ソフトウェアの作者は一切の責任を負わない．

4 研究目的の使用

言うまでもなく，ソフトウェアは知的財産である．多くの薬物動態シミュレーションやTCIソフトウェアでは，研究目的にそのソフトウェアを使用して論文などで発表する場合，そのソフトウェアを使用したこと，およびソフトウェアの作者の情報などを論文に明記することを要求している．一般に，ソフトウェアを研究目的に使用する場合は，事前に作者に連絡することが望ましい．作者に連絡することにより，プログラムで採用しているアルゴリズムやその他の重要な情報を得ることができるはずである．なお，ソフトウェア個別の使用条件については，各ソフトウェアに付属のドキュメントを参照されたい．

5　ソフトウェアの登録

　費用の有無に関わらず，ユーザー登録を要求しているソフトウェアについては，登録することが望ましい．ユーザー登録により，ソフトウェアのバージョンアップやバグに関する情報を作者から入手することができる．また，ユーザー登録を必要としないソフトウェアであっても，バグやコメントは積極的に作者に報告するように心がけたい．このようなユーザーからの情報は，プログラムの完成度を高めるために非常に重要である．

コラム

シミュレーションでcontext-sensitive halftimeを理解する

"半減期"とは、ボーラス投与後の排泄相（図1-4参照）において血中濃度が50％に減少するのに要する時間を示す。しかし、持続静注では"半減期"が薬物の作用時間を反映しないことがあり、代わりにcontext-sensitive halftimeという概念が重要になる。この場合、"context"とは"持続静注時間"の意味で、context-sensitive halftimeは薬物を一定の血中濃度を維持するように（すなわち、TCI）持続静注した場合に、投与中止から血中濃度が50％に減少するまでの時間を表す。すなわち、持続静注時間の長さと投与終了後の血中濃度の推移との関連を見るパラメータである。Context-sensitive halftimeはシミュレーションを使用すると理解が容易になる。ここではPalmacokinetics（3章、p134）を使用して説明する。

Palmacokineticsで持続投与を入力した後、メニューから［Simulation］➡［Forecast］を選択して「濃度予測」ダイアログを表示する。このダイアログでCIV：に0を設定して［Recalc］ボタンをタップし、効果部位濃度（Ce）が時刻0の値の約50％になる時間を見る（図）。

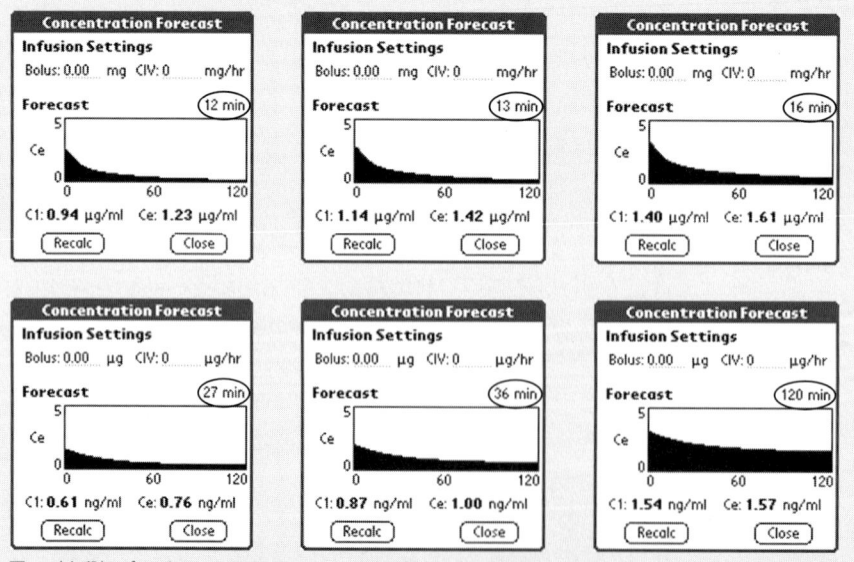

図 （上段）プロポフォールを6mg/kg/hrで持続投与。投与時間は、左から1、2、6時間、また、投与終了時（時刻0）の効果部位濃度はそれぞれ2.53、2.85、3.24μg/ml。（下段）フェンタニルを3μg/kg/hrで持続投与。投与時間は、左から1、2、6時間、また、投与終了時（時刻0）の効果部位濃度はそれぞれ1.53、1.98、3.12ng/ml。

プロポフォールと比較すると、フェンタニルでは6時間の持続投与により濃度が50％に減少する時間が大きく延長することがわかる。なお、図はTCIではなく一定量の持続静注であり、また、効果部位濃度で評価している理由から、文献上の数字とは若干異なる。

TCI SOFTWARE GUIDE BOOK
付　録
A.ダウンロードとインストール
B.付属CD-ROMの使い方

付録A.
ダウンロードとインストール

　本章では，ブラウザ（Internet Explorer, Netscape, Safari[※1]など）を使用して，Webページからソフトウェアをダウンロードする方法，および，ダウンロードしたソフトウェアをパソコンにインストールする方法について，基本事項を解説する．なお，インストールの詳細については，それぞれのソフトウェアに関する3章の記述やソフトウェアに付属の説明ファイルを参照されたい．

1　ダウンロード

　基本的なダウンロード操作はWindowsとMacintoshで大きな差はない．ブラウザでダウンロードへのリンクがあるページを表示してリンクをクリック（Windowsでは左クリック，Macintoshでは普通のクリック）すると，図A-1に示すようなファイル保存のダイアログが表示される[※2]．ここで，［保存］ボタンをクリックすると指定するファイル名でファイルが保存される．

　保存場所を変更する場合は［保存する場所］あるいは［場所］から指定する．また，新しいフォルダを作成してそこにダウンロードする場合は，［新しいフォルダの作成］アイコン，または［新規フォルダ］ボタンをクリックする．

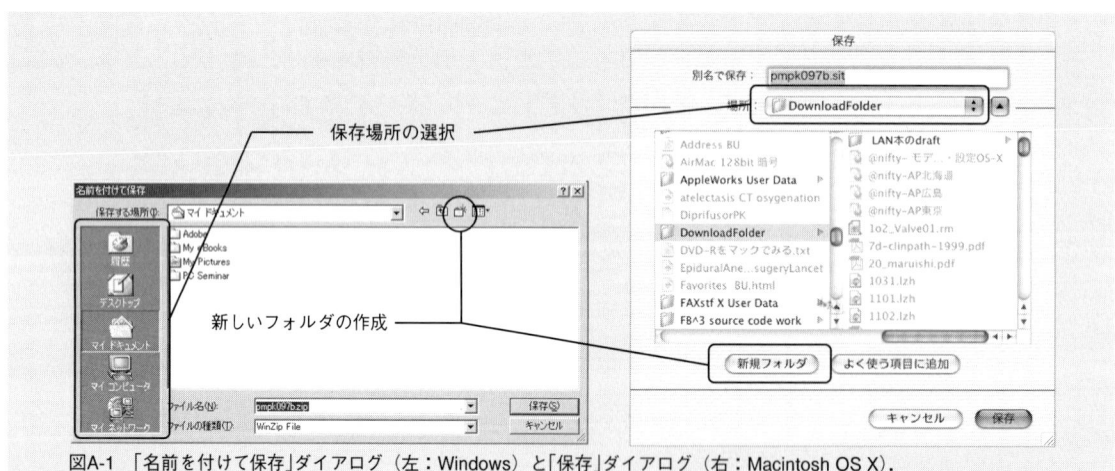

図A-1　「名前を付けて保存」ダイアログ（左：Windows）と「保存」ダイアログ（右：Macintosh OS X）．

[※1]：Mac OS X用の新しいブラウザ．http://www.apple.co.jp/safari/よりダウンロードできる．
[※2]：ブラウザの設定によっては，保存の前に処理の選択を促すダイアログが表示されることがある．Macintosh系ブラウザの場合，初期設定では自動的に指定場所に保存される（図A-3の初期設定を参照）．

▶ダウンロードとインストール

　[注意] 一部のWebページやダウンロードするファイルの種類によっては，通常の左クリックではブラウザがそのファイルを実行しようとしたり，意味不明な文字がブラウザに表示されたりすることがある[※3]．そのような場合は，リンクを右クリックして（Macintoshでは Control キーを押しながらクリック）表示されるコンテキストメニューからファイルを保存するメニュー項目を選択する（図A-2）．

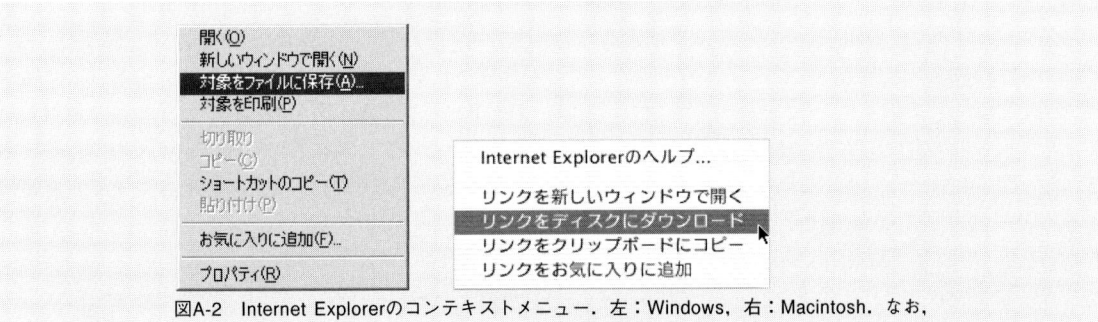

図A-2　Internet Explorerのコンテキストメニュー．左：Windows，右：Macintosh．なお，Netscape Ver7ではメニュー名は［リンクターゲットに名前を付けて保存］である．

　Macintosh版ブラウザでは，ダウンロードファイルの保存場所や圧縮ファイルの自動解凍などについて設定を行うことができる（図A-3）．詳細はブラウザのヘルプなどを参照していただきたい．

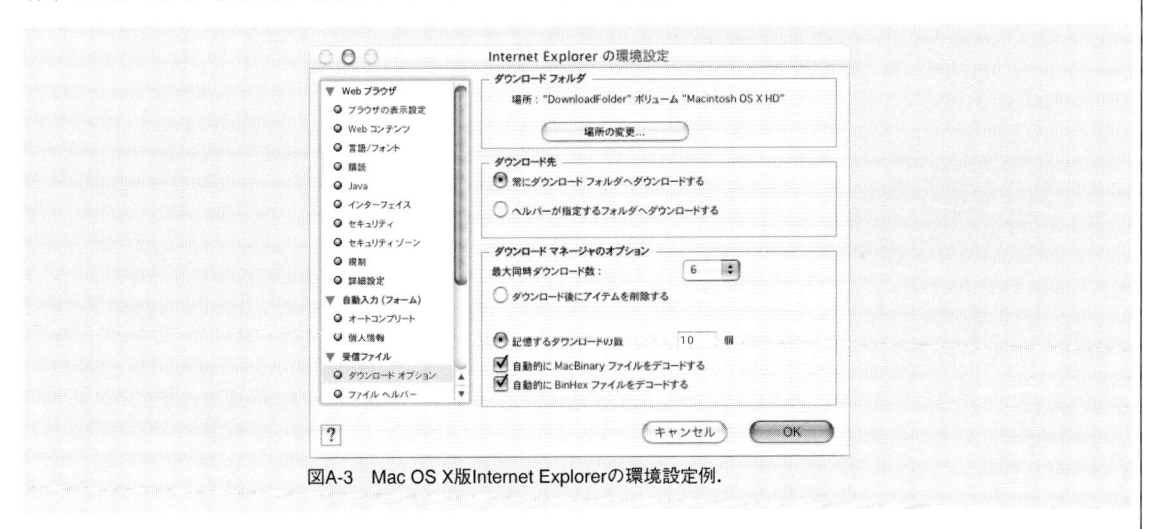

図A-3　Mac OS X版Internet Explorerの環境設定例．

※3：Windows系のブラウザで見られることがある

2 インストール

2-1 Windows

　Windowsでは，ダウンロードされたファイルの拡張子[※4]により手順が異なる．拡張子がEXEのファイルは実行形式であり，ファイルのアイコンをダブルクリックすると自動的にソフトウェアのインストールが開始される．
　拡張子がLZHやZIPのファイルは圧縮形式で，解凍プログラムを使用してソフトウェア本体を取り出す．解凍プログラムには多くの種類があるが，ここでは代表的な解凍プログラムであるLhasa[※5]の例を示す（図A-4）．
　Lhasaをインストールするとデスクトップにアイコンが作成される．ダウンロードしたファイル（この場合STANPUMP.zip）のアイコンをLhasaのアイコンにドラッグ＆ドロップする（図A-4左）．ファイル名を使用したフォルダ（この場合はSTANPUMP）がデスクトップに作成され，そのフォルダ内に圧縮ファイルの内容が展開される（図A-4右）．その後，必要に応じて別のフォルダに移動するか，あるいは，さらに実行型ファイルを起動する．

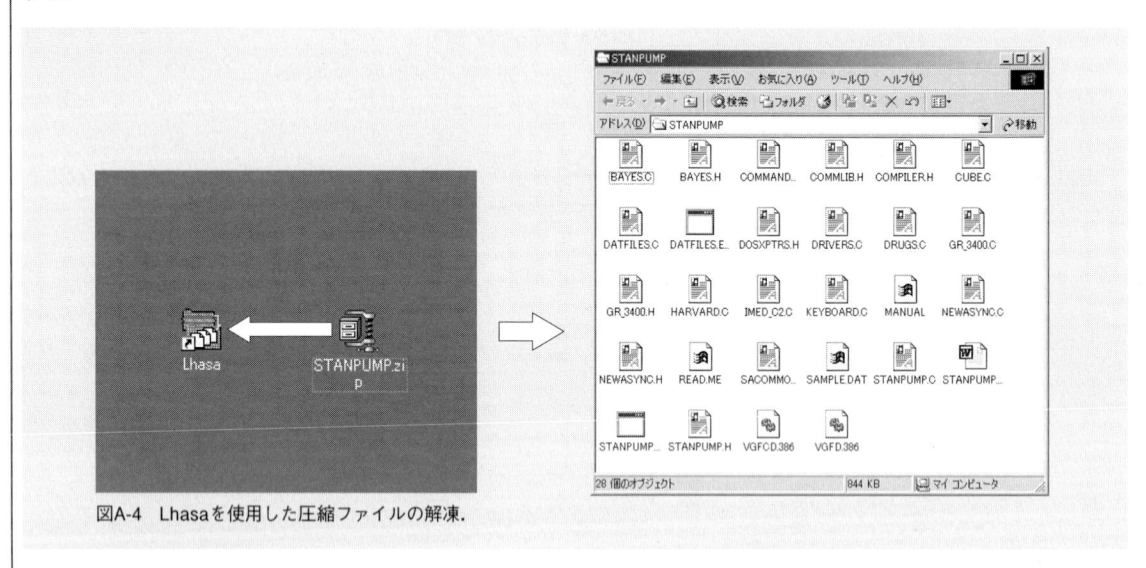

図A-4　Lhasaを使用した圧縮ファイルの解凍．

2-2 Macintosh

　Macintoshの場合も特殊な操作は不要である．ダウンロードしたファイルは自動的に解凍される．インストーラで自動インストールを行う場合は保存するフォルダを指定するだけでよい．マニュアルでプログラムを解凍する場合は，解凍したフォルダないしプログラムを希望の場所に移動すればよい．Mac OS Xではアプリケーションフォルダに入れるようにする．
　データの圧縮形式は，Mac OS標準のディスクイメージ形式（ファイル名が.dmgで終わるもの）とStuffIt形式（.sit）がポピュラーである．その他に，解凍ソフトがなくても自動解凍してくれる形式（.sea）もある[※6]．
　ファイルの保存形式には，そのままの形でダウンロードするバイナリ形式（.bin）とテキストに変換したBinHex形式（.hqx）がある[※7]．もし，ダウンロードの際にどちらかの形式を選択しなくてはならないときは，ま

※4：ファイル名のうちピリオドよりも後の部分で，通常は半角3文字以下．MS-DOSやWindowsでは，拡張子によりファイルの種類を区別する．Windowsで拡張子を付けてファイル名を表示するには，［スタート］から［設定］ ➡ ［コントロールパネル］ ➡ ［フォルダオプション］を表示して，［表示］タブの［登録されているファイルの拡張子は表示しない］のチェックをはずす．
※5：http://www.vector.co.jp/soft/dl/win95/util/se026842.html

▶ダウンロードとインストール

ずバイナリ形式でダウンロードを試みる.バイナリ形式でうまくダウンロードできない環境ではBinHex形式でダウンロードする.

ダウンロードしたファイルは,ブラウザの初期設定で指定した場所(Internet Explorerでは,特に設定していない場合はデスクトップ)に保存される(図A-3).ファイルが圧縮されていても,ファイルブラウザの初期設定を変更していない限り自動的に解凍してくれる.

Mac OSでは,ディスクイメージ形式はダブルクリックすればOS付属のDiskCopyが立ち上がり,ディスクイメージがデスクトップに現れる.その他のファイル形式の大半はStuffIt Expanderで解凍できる.通常,StuffIt ExpanderはMac OSに付属して自動的にインストールされている.もし,何らかの理由でStuffIt Expanderをゴミ箱に捨ててしまった場合や付属のStuffIt Expanderが旧版で解凍できないとエラーが出た場合には,以下のWebページより使用しているMac OSのバージョンに適したものをダウンロードする.

http://www.StuffIt.com/expander/

なお,StuffIt ExpanderはMac OS版以外にも,Windows版,Linux版,Solaris版がある.

[注意] Macintoshで利用する圧縮ファイルをWindowsやLinuxの環境でダウンロードした場合は,その圧縮ファイルをMacintosh上でダブルクリックしてもインストールできないことがある.その際には解凍操作が必要で,圧縮ファイルをStuffIt Expanderのアイコンの上にドラッグ&ドロップすればよい(図A-4と原則は同じ).

他の形式として,MS-DOSの時代からの定番であるLZH書庫形式がある.この形式に対してはMacLHA[※8]やMac OS X対応のDropUnLHa[※9]を利用するとよい.

※6・自動解凍形式(.sea)はMac OS 9までに対応しているものが多い.
※7:BinHex形式では元データを限定された文字コードに変換するため,データ量が多くなり,ダウンロード後にバイナリへの再変換が必要になるが,ダウンロードエラーは少ない.特にWindowsパソコンを利用してMacintosh用ファイルをダウンロードするときにはこちらを選択した方が確実である.
※8:http://www.vector.co.jp/soft/mac/util/se032737.html
※9:http://www.fan.gr.jp/~sakai/lha.html

付録B.
付属CD-ROMの使い方[※1]

1 付属CD-ROMをCD-ROMドライブに入れると,
　Windowsでは,マイコンピュータのCD-ROMアイコンがIVANESBKに変わる．Macintoshの場合は,IVANESBKという名称のCD-ROMアイコンがデスクトップに現れる．このCD-ROMアイコンをダブルクリックすると付属CD-ROMの内容が表示される（図A-5）．

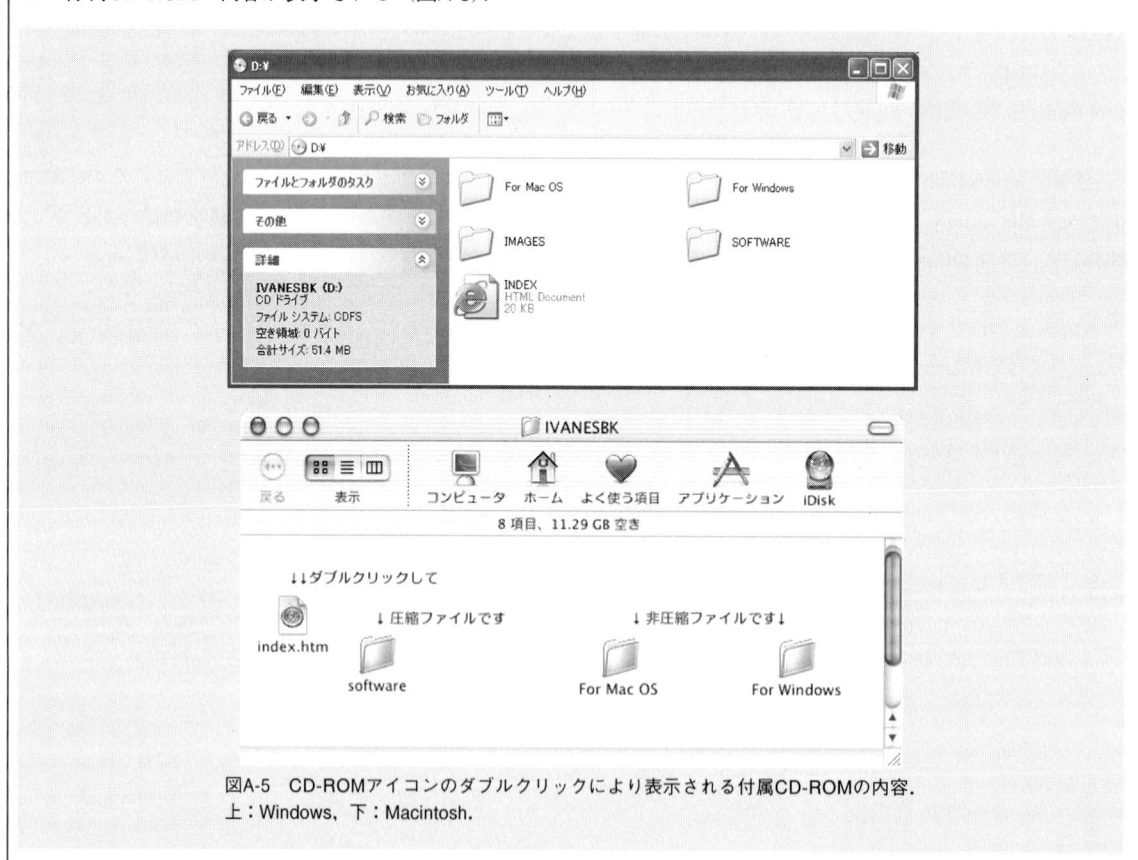

図A-5　CD-ROMアイコンのダブルクリックにより表示される付属CD-ROMの内容.
上：Windows，下：Macintosh.

※1：付録Bの記載内容は原稿執筆時点のデータに基づいている．実際のCD-ROMでは内容が一部異なる場合もある．また，CD-ROMに収載しているリンクは最新のURLであるが，本書の刊行後は変更される可能性がある．
CD-ROMの内容の著作権は本書の著者に帰属する．また，CD-ROMに収載されているファイルやソフトウェアの一部または全部を許可なく転載，改変，転用することを禁止する．

▶付属CD-ROMの使い方

2 次に，index（またはindex.htm）アイコンをダブルクリックするとブラウザが起動して，図A-6のような画面が表示される．

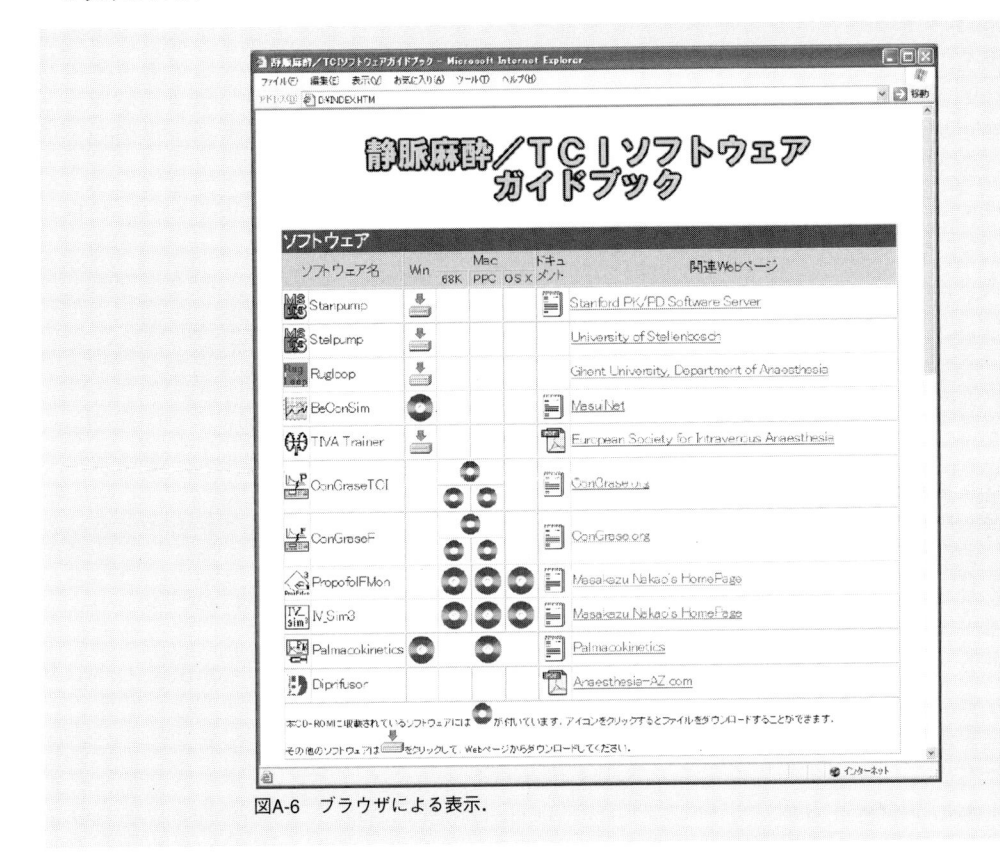

図A-6 ブラウザによる表示．

3 付属CD-ROMに収載されているソフトウェアにはCD-ROMアイコンが付いている．CD-ROMアイコンをクリックすると，該当するファイルをパソコンにダウンロードすることができる[※2]．CD-ROMに収載されていないソフトウェアの場合はWeb上のファイルへのリンクが設定されているので，そこからファイルをダウンロードすることができる．

4 図A-5で，Windowsでは [For Windows] フォルダ，Macintoshでは [For Mac OS] フォルダを開くと，それぞれに対応した非圧縮ファイルが表示される．これらのファイルをコピー，または起動すると，解凍ツールを使用しなくてもソフトウェアをインストールすることができる．

5 付属CD-ROMには，ソフトウェア以外に本書に関連するWebページへのリンクも設定されているので，必要に応じて参照されたい．

※2：CD-ROM作製の都合により，CD-ROMからダウンロードされるソフトウェアのファイル名が3章に記載されているファイル名と異なる場合がある．

参 考 文 献

コンパートメントモデルの解法, TCIに関する実践的な記述

1) Jacobs JR: Intravenous anesthetic drugs: infusion pharmacology. International Anesthesiology Clinics 29: 53, 1991
2) Shafer SL, et al: Algorithms to rapidly achieve and maintain stable drug concentrations at the site of drug effect with a computer-controlled infusion pump. J Pharm Biopharm 20: 147, 1992
3) Jacobs JR, et al: Algorithm to control effect compartment drug concentrations in pharmacokinetic model-driven drug delivery. IEEE Trans Biomed Eng 40: 993, 1993

TCIの歴史

3) Schüttler J, et al: Pharmacokinetics as applied to total intravenous anaesthesia. Practical implications. Anaesthesia 38 Suppl: 53, 1983
4) Kenny GN, et al: A portable computerised infusion system for propofol. Anaesthesia 45: 692, 1990

Diprifusor TCI関連

5) Glen JB: The development of 'Diprifusor': a TCI system for propofol. Anaesthesia 53: 13, 1998（この巻はDiprifusorの特集となっている）
6) Gray JM, et al: Development of the technology for 'Diprifusor' TCI systems. Anaesthesia 53 Suppl 1: 22, 1998
7) Engbers F: Practical use of 'Diprifusor' systems. Anaesthesia 53 Suppl 1: 28, 1998
8) 風間富栄他: 1%ディプリバン(ICI 35,868) ディプリフューザーTCIの使用経験. 麻酔と蘇生 34: 121, 1998（日本におけるDiprifusorの治験結果をまとめている）

薬物動態パラメータ

9) Gepts E, et al: Disposition of propofol administered as constant rate intravenous infusions in humans. Anesth Analg 66: 1256, 1987（プロポフォールの薬物動態パラメータはこの論文から．ワンショットではなく，持続投与から得たデータのため，採血時間の微妙なばらつきによる誤差が入り込みにくいのが特徴であろう．彼の論文は平均70kgの患者で得たデータより，成人において体重補正は不要という結論であった．Diprifusorに採用されたMarshのデータは, このGeptsの速度定数をそのままで, 分布容量を体重補正したもので, こちらが世界中に普及しているというは皮肉である．）
10) Marsh B, et al: Pharmacokinetic model driven infusion of propofol in children. Br J Anaesth 67: 41, 1991（Marshがグラスゴー大学の大学院生のときの論文である．ご存知のようにこのデータがDiprifusorに採用されている．分布容量補正に関する記載の根拠が？？）

鎮静薬と鎮痛薬の相互作用

11) Vuyk J, et al: The pharmacodynamic interaction of propofol and alfentanil during lower abdominal surgery in female patients. Anesthesiology 83: 8, 1995（鎮静薬と鎮痛薬の相互作用についてのキー論文）
12) Vuyk J, et al: Propofol anesthesia and rational opioid selection. Determination of optimal EC50-EC95 propofol-opioid concentrations that assure adequate anesthesia and a rapid return of consciousness. Anesthesiology 87: 1549, 1997

▶参考文献

パソコンとインフュージョンポンプの接続

13) Nickalls RWD, et al: Interfacing the IBM-PC to Medical Equipment. The Art of Serial Communication. Cambridge University Press, Cambridge UK, 1995 （医療機器とパソコンの接続に関して，IBM-PCで動作するMicrosoft社のQuick BASICをターゲットにしたソースブックである．Graseby 3500のコマンドに関する情報は，この本以外では入手困難である．ISBN 0-521-46280-0）

14) 中尾正和: 医療機器をマッキントッシュでコントロールするための無電源デジタル信号増幅アンプ －Grasebyシリンジポンプでの実例－．麻酔 47: 622, 1998 （Graseby 3500のブースタアンプに関する回路図も掲載されている．）

PropofolFMon関連

15) 中尾正和: シリンジポンプのデジタル情報を利用したオンライン静脈麻酔薬プロポフォールシミュレーション．麻酔 46: 279, 1997

16) Nakao M, et al: On-line simulation of blood propofol concentration based on delivered dose via pump. Ikeda K, et al Ed; State-of-the-art Technology in Anesthesia and Intensive Care, p163, Elsevier, Amsterdam, 1998

17) 中尾正和: プロポフォール血中濃度計算ソフトを多種類のポンプに対応する際の問題点とその対策．田中義文他 編，麻酔・集中治療とテクノロジー 1998, p19, 克誠堂, 東京, 1999

18) 中尾正和: 術中の麻酔管理を行いながらコンパートメントモデルでグラフィック表示し，静脈麻酔薬の薬物動態を理解しやすくする教育用ツールの開発．橋本保彦他 編，麻酔・集中治療とテクノロジー 1999, p33, 克誠堂, 東京, 2000

IV_Sim3関連

19) 中尾正和他: 入力が容易になるように知能を持たせた静脈麻酔薬オフラインシミュレーションソフト（マッキントッシュ版）の開発．新井達潤他 編，麻酔・集中治療とテクノロジー 2001, p48, 克誠堂, 東京, 2002

20) 中尾正和: ソフトウエアのユーザーインターフェースと使用者教育．新井達潤他 編，麻酔・集中治療とテクノロジー 2001, p85, 克誠堂, 東京, 2002

Context-sensitive Halftime

21) Hughes MA, et al: Context sensitive half-time in multicompartmental pharmacokinetic models for intravenous anesthetic drugs. Anesthesiology 76:334, 1992

Index

●あ
アイソレーショントランス ……24
新しいフォルダを作成 …………158
アラーム ……………………………112
安全装置 …………………………16, 146
安全対策 ……………………………10

●い
インストール ………………………160
インターリンクケーブル …………20
インフュージョンポンプ …18, 116

●お
欧州静脈麻酔学会 …………………80
追っかけシミュレーション ……132
オピオイド …………………………82
オフラインシミュレーション…80, 124

●か
回線終端装置（DCE）………………18
解凍プログラム ……………………160
覚醒濃度……………………40, 92, 100
拡張子 …………………………61, 160

●き
危機管理 ……………………………16
逆流防止弁 …………………………14
教育機関における使用 ……………144

●く
クリアランス ………………………14
クロスケーブル ……………………20

●け
血中濃度 …………………………6, 12
血中濃度TCI………………37, 57, 74
研究目的の使用 ……………………154
ゲント大学 …………………………54

●こ
効果の調節 ……………………………2
効果部位 …………………………7, 103
効果部位コンパートメント ………8
効果部位濃度 ……………………7, 12
効果部位濃度TCI ……7, 12, 37, 49, 57, 74, 82, 90, 111
高速シミュレーション ………40, 69
誤動作 ………………………………24
コマンドプロンプト …………33, 45
コンテキストメニュー ……………159
コンパートメントモデル …3, 4, 94, 119
コンピュータ言語 …………………6
コンマ区切りフォーマット ………61

●さ
最高投与（最大注入）速度 …9, 39, 73
最大注入速度………………9, 39, 73
作成されるファイルの説明 ……132
残量アラーム ………………………148

●し
ジェンダーチェンジャ ………26, 27
指数関数 ……………………………4
質量保存の法則 ……………………6
自動解凍形式 ………………………160
シミュレーションの再現 …………62
シミュレーションバージョン …54
シミュレーションモード……38, 46, 69
術後症例検討 ………………………77
手動投与モード ……………………41
小児の薬物動態パラメータ ……96, 97, 147
商用TCIポンプ…9, 66, 96, 146, 147
シリアルインターフェイス ………18
シリアルポート …………………18, 99
シリンジ交換
　………注射器の交換，更新を参照

●す
水柱モデル…………………5, 9, 119
数値モデル …………………………6
スタンフォード大学 …………30, 42
ステルンボッシュ大学 ……………44
ストレートケーブル ………………20
スプレッドシート………43, 95, 126

●そ
ソースコード ………………………30
ソフトウェア使用上の注意点 …154
ソフトウェアの使用責任 ………154
ソフトウェアの著作権 …………154

●た
体重補正機能 ………………………106
ダウンロード ………………158, 163
タグ認識システム ………………148
タブ区切りテキスト
　……106, 116, 121, 122, 128, 132

●ち
注射器の交換，更新 ……10, 14, 40, 52, , 105, 151
中心（中枢）コンパートメント
　…………………………6, 14, 103
鎮痛薬と鎮静薬の相互関係 ……80, 92, 93, 128

●つ
通信エラー …………………………105
通信速度 ……………………………99
通信パラメータ ……………………20
通信ポート ……………………23, 48

●て
ディスクイメージ形式 ……………160
ディプリバン注キット …………147
データ端末装置（DTE）……………18
テルモ
　……………Terumoの各項を参照

▶Index──索引

電圧変換アダプタ ……… 21, 25, 96

●と
投与履歴 …………… 125, 139, 152

●な
内部データ形式で保存 ………106

●に
2次元表示 …………… 119, 128

●の
ノイズフィルタ ………………24
ノートパソコン ………………24
濃度予測 ……………………140

●は
バイナリ形式 ………………160
排泄相 …………………………4
排泄速度定数 ………………5, 12
パソコン ……………………18
半減期 ………………………156
ハンドシェイク ……………23, 25

●ひ
微分方程式 ……………………6

●ふ
ブースタアンプ ……… 21, 25, 96
フェンタニル …… 12, 66, 71, 82, 91,
　96, 108, 114, 121, 131, 134, 156
フェンタニルTCIによる麻酔管理
　……………………………111
副作用 ………………………13
複数の患者の管理 …………144
複数の薬物のシミュレーション 63
ブラウザ ……………………158
フロッピーディスク …………34
プロトコル …………………125
プロポフォール ……… 2, 66, 71, 82,
　91, 96, 98, 114, 121, 131, 134, 156
プロポフォールTCIによる
　麻酔管理 …………109, 110
プロポフォールとオピオイドの
　相互作用 ……… 80, 91, 128

プロンプト ………………33, 45
分布相 …………………………4
分布容積 ………………………94

●ほ
保存場所を変更 ……………158
ポップアップメニュー ………46

●ま
麻酔導入 ……………………74
末梢コンパートメント ……6, 14
マニュアル投与 ……………83

●み
ミダゾラム …………………134

●め
メモ帳 …………… 77, 132, 139

●も
モード ………………………116
漏れ電流 ……………………24

●や
薬物移行速度定数 …………5, 43
薬物動態学（pharmacokinetics）…2
薬物動態シミュレーション
　……… 2, 30, 44, 54, 69, 80, 134
薬物動態パラメータ ……14, 43
薬物力学（pharmacodynamics）
　……………………… 2, 3, 8

●ゆ
ユーザー登録 ………………155
輸液回路 ……………………14

●ら
ライセンスキー ……………68
ライセンス登録 ……………68

●り
リアルタイムシミュレーション
　………………………114, 134
リバースケーブル ……………20

●れ
レガシーポート …………18, 21
レジストリ …………………56
レミフェンタニル ……………82

●ろ
ログ記録から再現 …………131

●A
Alaris
　…………………IVACを参照
Awakening Cp50 ……………92

●B
Baxter AS50 ……………27, 114
BeConSim ………… 66, 132, 139
BinHex形式 …………………160

●C
CACI …………………………8
CAIP …………………………8
CCIP …………………………8
CD-ROM …………………162
closed loop control …………16
CodeWarrior Professional ………97
Communication Manager ………96
COMポート …………………18
ConGrase ……………………96
context-sensitive halftime ………156
Cp50 …………………………92
Cp95 …………………………92

●D
decrement time ………………87
DIN 8ピン ………………18, 21
Diprifusor ………… 0, 16, 66, 96, 146
Diprifusorのロゴ ……………147
Diprifusorモジュール ………146
DOS窓 ……………………33, 45
DropUnLHa …………………161
D-sub 9ピン（DB9）………18, 19
D-sub 25ピン（DB25）……18, 19

167

●E
Effect-site TCI
　………効果部位濃度TCIを参照
Euler法 …………………………………7
EuroSIVA ……………………………80
Excel ………………………43, 61, 132

●F
FutureBASIC …………………………124

●G
Gemini PC-2 ……………………26, 114
Graseby 3000 …………………………27
Graseby 3500
　…21, 25, 38, 66, 69, 96, 114, 151
Graseby 3500 TCI ………69, 114, 151

●H
HotSync …………………………132, 134

●I
IBM互換パソコン ……………………18
ICU ……………………………………145
IV Assist …………………………82, 87
IVAC P6002/P6003 ……………28, 114
IVAC 7000 ………………………28, 114
IV_Sim3 …………………………124, 139

●K
Keyspan USB Serial Adapter …23, 98

●L
Lhasa …………………………………160

●M
Macintosh …………18, 96, 114, 124
MacLHA ………………………………161
Mac OS ………………………………124
Mac OS X……23, 96, 114 ,115, 125
MAC STANPUMP ……………………30
Marshパラメータ（モデル）
　………………………………82, 149
MRI ……………………………………149
MS-DOS …………………………30, 44

MS-DOSプロンプト ………………33, 45
MS-DOSモードで再起動 ……………32

●N
Normalモード ……………………116, 131

●O
open loop control ……………………9

●P
Palm …………………………………134
Palmacokinetics …77, 132, 134, 156
Palmacokineticsログファイル……77, 132, 139
Palm Desktop ………………………132
pre-filled syringe（PFS）………147
Programmed Magnetic Resonance …148
PropofolFMon ………………………114

●R
RS-232C ……………………………18, 114
RS-232Cインターフェイスカード …24
RS-232Cケーブル ……………………20
RS-232Cの信号線 ……………………19
RS-422A …………………………18, 21
Rugloop ………………………………54
Rugloop II ……………………………65
Runge-Kutta法 ………………………7

●S
Sabratek 3030 …………………26, 114
STANGRAF ……………………………42
STANPUMP ……………………23, 30, 54
STELPUMP ……………………………44
StuffIt形式
　……………………………….sitを参照

●T
TARGETモード ………………………37
TCI ……8, 30, 44, 54, 66, 89, 103, 116, 124
TCIの基本原理 ………………………9
TCIの注意点 …………………………14
TCIの動作 …………………………9, 12

TCIの利点 ……………………………11
TCIの留意事項 ………………………13
TCIモード ………69, 122, 127, 131
TerumoHxDownloadingSoftware …152
Terumo STC-525X ……………26, 114
Terumo TE-161/172 …………26, 114
Terumo TE-311/312/332 …26, 114
Terumo TE-371 …………26, 114, 151
TIVA Trainer ………………………80

●U
USB-シリアル変換アダプタ
　………………………22, 98, 115
USBポート ……………………………22

●W
Webページ …………………………163
Windows …………………………54, 80
Windowsパソコン ……………………18
Windows用 ……………………………66

●記号
.bin …………………………………160
.dmg …………………………………160
.exe …………………………………160
.hqx …………………………………160
.lzh ……………………………160, 161
.sea …………………………………160
.sit …………………………………160
.zip ……………………………45, 160

**静脈麻酔／TCIソフトウェア
ガイドブック**
―研修医からエキスパートまで―　　　　　　　　　〈検印省略〉

2003年5月11日　第1版発行

定価（本体3,500円＋税）

編集者　内田　整　中尾正和
発行者　今井　良

発行所　克誠堂出版株式会社
　　　　〒113-0033　東京都文京区本郷3-23-5-202
　　　　電話（03）3811-0995　振替00180-0-196804

印刷・製本　ソフト・エス・アイ株式会社

ISBN4-7719-0262-3 C3047 ¥3500 E
Printed in Japan　© Osamu Uchida, Masakazu Nakao 2003
・本書の複製権・翻訳権・上映権・譲渡権・公衆送信権（送信可能化権を含む）
　は克誠堂出版株式会社が保有します。
・JCLS ＜㈱日本著作出版権管理システム委託出版物＞
　本書の無断複写は著作権法上での例外を除き禁じられています。複写される場
　合は，そのつど事前に㈱日本著作出版権管理システム（電話03-3817-5670,
　FAX 03-3815-8199）の許諾を受けてください。